Dr. med. Eberhard J. Wormer

Hashimoto

Kompakt-Ratgeber

W0053649

Haben Sie Fragen an Dr. med. Eberhard J. Wormer?
Anregungen zum Buch?
Erfahrungen, die Sie mit anderen teilen möchten?

Nutzen Sie unser Internetforum:
www.mankau-verlag.de

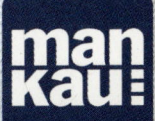

Impressum

Bibliografische Information der Deutschen Nationalbibliothek
Die Deutsche Nationalbibliothek verzeichnet diese Publikation in der
Deutschen Nationalbibliografie; detaillierte bibliografische Daten sind
im Internet über http://dnb.d-nb.de abrufbar.

Dr. med. Eberhard J. Wormer
Hashimoto
Kompakt-Ratgeber
ISBN 978-3-86374-175-4
2. Auflage 2015 (1. Aufl. 2014)

Mankau Verlag GmbH
Postfach 13 22, D-82413 Murnau a. Staffelsee
Im Netz: www.mankau-verlag.de
Internetforum: www.mankau-verlag.de/forum

Redaktion: Julia Feldbaum, Augsburg
Endkorrektorat: Susanne Langer M. A., Traunstein
Cover/Umschlag: Andrea Barth, Guter Punkt GmbH & Co. KG, München
Energ. Beratung: Gerhard Albustin, Raum & Form, Winhöring
Layout: X-Design, München
Satz und Gestaltung: Lydia Kühn, Aix-en-Provence, Frankreich

Abbildungen/Fotos: Maridav – fotolia.com (8/9); Nobilior – fotolia.com (10/11);
Sebastian Kaulitzki – fotolia.com (13); Eberhard J. Wormer/Archiv (17, 19 oben, 47);
Patho/wikimedia.org (19 unten); Grafikstudio Heike Brückner, Regensburg (27);
Dan Race – fotolia.com (32); Alterfalter – fotolia.com (35); Drahreg01/wikimedia.
org (41); Saperaud/wikimedia.org (42); werbefoto-burger.ch – fotolia.com (44/45);
absolutimages – fotolia.com (50), lightpoet – fotolia.com (57); psdesign1 – fotolia.
com (71); Sunny studio – fotolia.com (81); Wormer/Archiv + lom123 – fotolia.com
(83); Alexandr Vasilyev – fotolia.com (89); drubig-photo – fotolia.com (100); ARochau
– fotolia.com (106/107); lenets_tan – fotolia.com (110); Hetizia – fotolia.com (116);
goodluz – fotolia.com (121)

Druck: Westermann Druck Zwickau GmbH, Zwickau/Sachsen

»Ich bin ein Öko-Buch!«
Das im Innenteil eingesetzte EnviroTop-Recyclingpapier wird ohne zusätzliche
Bleiche, ohne optische Aufheller und ohne Strichauftrag produziert. Es besteht zu
100 % aus recyceltem Altpapier und entstammt einer CO_2-neutralen Produktion.
Das Papier trägt das Umweltzeichen »Der blaue Engel«.

Hinweis für die Leser:
Der Autor hat bei der Erstellung dieses Buches Informationen und Ratschläge mit
Sorgfalt recherchiert und geprüft, dennoch erfolgen alle Angaben ohne Gewähr.
Verlag und Autor können keinerlei Haftung für etwaige Schäden oder Nachteile über-
nehmen, die sich aus der praktischen Umsetzung der in diesem Buch vorgestellten
Anwendungen ergeben. Bitte respektieren Sie die Grenzen der Selbstbehandlung und
suchen Sie bei Erkrankungen einen erfahrenen Arzt oder Heilpraktiker auf.

Vorwort

Der mit einem Eigennamen verknüpfte Begriff Hashimoto-Thyreoiditis suggeriert, dass es um eine seltene exotische Krankheit geht. Das Gegenteil ist der Fall. Es ist die häufigste bekannte Autoimmunerkrankung – eine fortschreitende Entzündung von Schilddrüsengewebe mit nachfolgendem Funktionsverlust.

Gesunde werden nichts davon bemerken, dass die Schilddrüse die Aktivität fast aller Organe beeinflusst. Anders sieht die Sache aus, wenn Störungen auftreten. Dann gerät das komplizierte Regelwerk durcheinander, und das Gleichgewicht der Hormone ist dahin. Das hat zur Folge, dass eine Vielzahl mitunter hartnäckiger und rätselhafter Beschwerden auftritt. Kein Zweifel, es besteht großer Informationsbedarf über die Schilddrüse im Allgemeinen und die autoimmune Hashimoto-Thyreoiditis im Besonderen.

Der vorliegende Kompakt-Ratgeber präsentiert in gebotener Kürze Basiswissen zur Schilddrüsenfunktion, endokrinologische Diagnostik, Kennzeichen der Erkrankung, Risikofaktoren, aktuelle Therapiekonzepte und Bewältigungsstrategien.

Dr. med. Eberhard J. Wormer

Inhalt

Vorwort 3
Einführung 6

FOKUS Schilddrüse 11

Drüse mit Kontrollfunktion 12

Anatomie und Histologie 16

Schilddrüsenfunktion 18
Schilddrüsenhormone 20   Schilddrüsenunterfunktion –
Die Schilddrüse im Regelkreis . . 25   Hypothyreose 32
TSH 28   Schilddrüsenüberfunktion –
Schilddrüsenhormon-Muster . . 30   Hyperthyreose 34
TRH 31   Struma 35
Normale Schilddrüsenfunktion . 31

Möglichkeiten der Schilddrüsenuntersuchung 36
Anamnese 36   Ultraschalluntersuchung 40
Körperliche Untersuchung 36   Szintigrafie 41
Laborwerte 37   Histologie 43

FOKUS Hashimoto-Thyreoiditis 45

Wenn das Immunsystem kränkelt 46

100 Jahre Hashimoto 47

Steckbrief der Krankheit 49
Krankheitsverläufe 49   Krankheitshäufigkeit 52

Ursachen 53
Immunmechanismen 53   Genmechanismen 54

Symptome 54
Symptome der Unterfunktion . . 56   Symptome von Autoimmun-
Symptome der Überfunktion . . 60   erkrankungen 63

Risikofaktoren 69
Genetische Faktoren 69   Arzneistoffe 75
Infektionen 70   Vitamin-D-Mangel 75
Jodbelastung 72   Selenmangel 77

Glutenintoleranz............. 78 Hormonelle Veränderungen ... 81
Psychische Belastung 80

Diagnose.. 84

Hashimoto-Thyreoiditis bei Frauen, Männern und Kindern .. 87
Das gebärfähige Alter .... 88 Die Krankheit bei Kindern 91
Schwangerschaft .... 90 Die Krankheit bei Männern ... 92
Die Wechseljahre 91

Therapeutische Möglichkeiten...........................93

Hormonersatz..................................... 95

Behandlung mit L-Thyroxin 97

Behandlung mit T3/T4-Kombination................... 101

Antioxidantien 102

Vitamin D 104

FOKUS Selbsthilfe   107

Der Weg der Eigeninitiative 108

Stressfaktor Arzt.................................... 109

Stressfaktor persönliches Umfeld 111

Stressfaktor Partner................................. 112

Stressabbau durch Entspannung 113

Gesunde Ernährung................................. 117

Risikofaktoren vermeiden 122

Infoservice 123
Hilfe im Netz .... 123 Österreich.................. 124
Deutschland .... 123 Schweiz.................... 124

Glossar 125
Register 127

Einführung

Der japanische Arzt Hakaru Hashimoto berichtete erstmals 1912 über das feingewebliche Erscheinungsbild dieser Erkrankung: ein Entzündungszustand der Schilddrüse (Thyreoiditis). Fehlfunktionen und Beschwerden werden aber nicht von der Schilddrüse selbst verursacht, sondern sind das Ergebnis einer Immunstörung: Das Immunsystem attackiert fälschlich die eigene Schilddrüse, was den Entzündungsprozess auslöst und schleichend oder schubweise zum Verlust von funktionsfähigem Schilddrüsengewebe führt. Die Hashimoto-Thyreoiditis gilt demnach als Autoimmunerkrankung wie Typ-1-Diabetes, rheumatische Erkrankungen, die Weißfleckenkrankheit Vitiligo oder Morbus Addison (Nebennieren-Erkrankung). Fest steht: Bei all diesen Erkrankungen greift das Immunsystem aus bislang unbekannten Gründen körpereigenes Gewebe an.

Das größte Problem ist die Tatsache, dass die Erkrankung sowohl in der breiten Öffentlichkeit als auch bei der Ärzteschaft zu wenig bekannt ist – ein klassisches Informations- und Kommunikationsproblem. Und das vor dem Hintergrund, dass bis zu 10 Prozent der Bevölkerung betroffen sind.

Das zweite Problem betrifft die Medizin, die sich mit Hashimoto äußerst schwertut. Das hat viele Gründe. Das innersekretorische System (Endokrinium) ist kompliziert und beansprucht überdurchschnittliches Vorstellungsvermögen. Darüber hinaus sind Erkrankungen unbekannter Ursache aus naheliegenden Gründen für die Medizin problematisch: Die Behandlung ist schwierig, oftmals frustrierend oder gar erfolglos. Zudem werden neue Erkenntnisse häufig zu langsam in die praktische Medizin umgesetzt. Im Fall der Hashimoto-Thyreoiditis betrifft dies vor allem die Bewertung von Laborbefunden, etwa den TSH-Wert: Sind die Schilddrüsenwerte normal, ist für den Arzt die Diskussion beendet – obwohl manche Patienten unübersehbar an Beschwerden leiden. Betroffene landen dann rasch in der Schublade »eingebildete Kranke«, »Hypochonder« oder »Psycho« – einmal mehr sind es überwiegend Frauen, die so abgefertigt werden. Gibt es gute Nachrichten? Ja. Es gibt in Deutschland eine sehr aktive Gemeinde von Betroffenen, die sich bevorzugt via Internet um eine Verbesserung der Information über diese Erkrankung bemüht (www.hashimotothyreoiditis.de). Hier findet man in Diskussionsforen und Selbsthilfegruppen wertvolle Hinweise auf Problemlösungen.

Erfreulich ist auch, dass die Mehrheit der Patienten relativ gut mit der Erkrankung zurechtkommt und ein fast normales Leben führen kann. Etwa ein Fünftel der Betroffenen leidet allerdings unter teilweise anhaltenden und mitunter schweren Symptomen. Hier besteht ein dringender Handlungsbedarf.

Was die Hashimoto-Therapie betrifft, gibt es gleichfalls gute Nachrichten – vorausgesetzt, man nimmt das Management der Erkrankung in die eigene Hand. Je besser informiert, desto größer das Erfolgserlebnis! Auch der kritische Blick auf ärztliche Befunde ist empfehlenswert. Das betrifft vor allem die Diskrepanz von normalen Schilddrüsenwerten und vorliegenden Beschwerden sowie die Anwendung von Schilddrüsenhormonen. Nur die individuelle und auf den Stoffwechsel abgestimmte Hormontherapie ergibt einen Sinn.

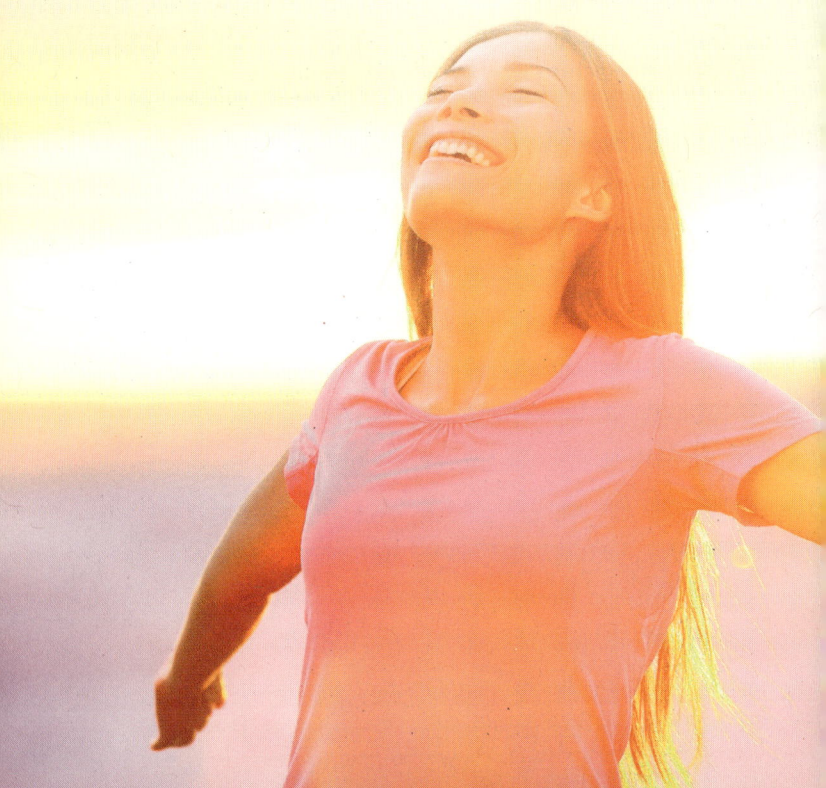

Das Beste zum Schluss: Es mehren sich Hinweise darauf, dass ein gesunder Lebensstil, der insbesondere auf ein starkes Immunsystem abzielt, wirksam dazu beiträgt, dass man die Schilddrüsenfunktion langfristig günstig beeinflussen und ein weitgehend beschwerdefreies Leben mit Hashimoto erreichen kann. Ernährung, Bewegung, Entspannung, Antioxidantien und die Beachtung von Risikofaktoren spielen eine Rolle. Deshalb ist die frühzeitige Diagnose von großer Bedeutung. In jedem Fall können Sie selbst die Bedingungen für ein normales Leben mit Hashimoto-Thyreoiditis schaffen.

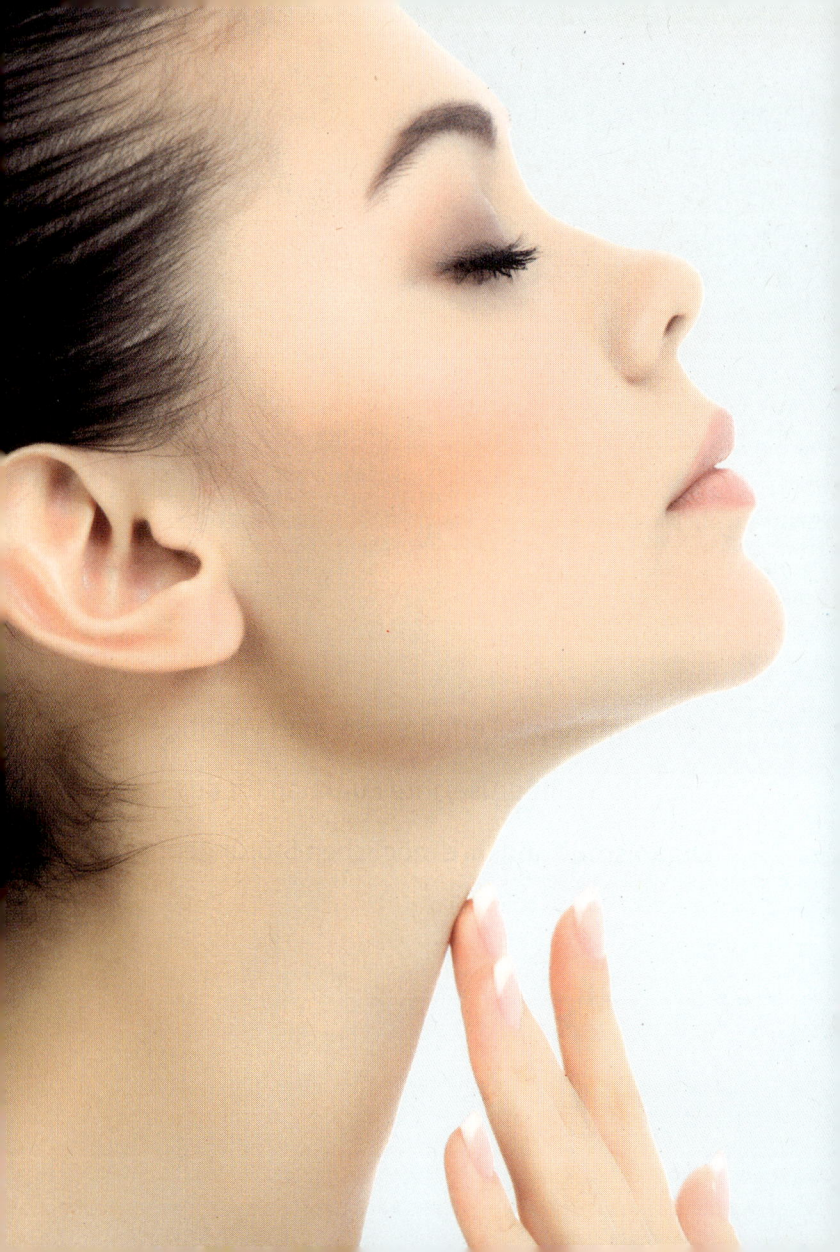

FOKUS
Schilddrüse

In diesem Kapitel erfahren Sie alles Wichtige über die Schilddrüse, ihre Funktion für den Organismus und ihre möglichen Störungen.

Drüse mit Kontrollfunktion

Man könnte die Schilddrüse (glandula thyreoidea) salopp als »Agentur« oder »Börse« zur Bereitstellung von Energie durch Stoffwechselaktivierung betrachten. Sie ist in ein Regelwerk bzw. Kontrollsystem übergeordneter »Agenturen« (Hypophyse und Hypothalamus) eingebunden und gehört zu den innersekretorischen (endokrinen) Drüsen. Solche Drüsen produzieren Hormone. Das sind Botenstoffe, die über das Blut zu den Organen gelangen, dort an passende Zellstrukturen (Rezeptoren) andocken und so bestimmte Wirkungen auslösen.

Man muss die Schilddrüse als Teil des gesamten endokrinen Systems sehen. Alle Hormon produzierenden Organe bilden ein komplexes Netzwerk mit geschlossenen Funktionskreisen (Hormonproduktion), das zudem vom vegetativen Nervensystem beeinflusst wird. Die Hormonspiegel im Blut werden von Messfühlern kontrolliert (Istwert), bewertet und dem tatsächlichen Bedarf (Sollwert) angepasst. Zudem gibt es positive und negative Rückkopplung im System. All diese komplizierten Vorgänge dienen nur einem Zweck: der Aufrechterhaltung des inneren Gleichgewichts der Organfunktionen (Homöostase).

In Bezug auf Störungen der Schilddrüse ist es nützlich, den Gesamtzusammenhang mit den Hormon produzierenden Drüsen im Blick zu behalten. Dann versteht man »unerklärliche« Symptome der Schilddrüsenunter-/überfunktion besser. Kommt es zur Störung der Schilddrüsenfunktion, hat dies auch Auswirkungen auf die Regelkreise anderer endokriner Drüsen. Das kann den Zuckerstoffwechsel betreffen (Diabetes, Übergewicht), die Sexualfunktion (Fruchtbarkeit), die Stressresistenz (Kortison), die Darmfunktion (Nährstoffverwertung) oder das Herz-Kreislauf-System (Blutdruck). Der Bogen spannt sich von höheren Hirnfunktionen (der Hypothalamus kommuniziert mit dem limbischen System) bis zur Muskelzelle – das erklärt Symptome von der Depression bis zum Rückenschmerz.

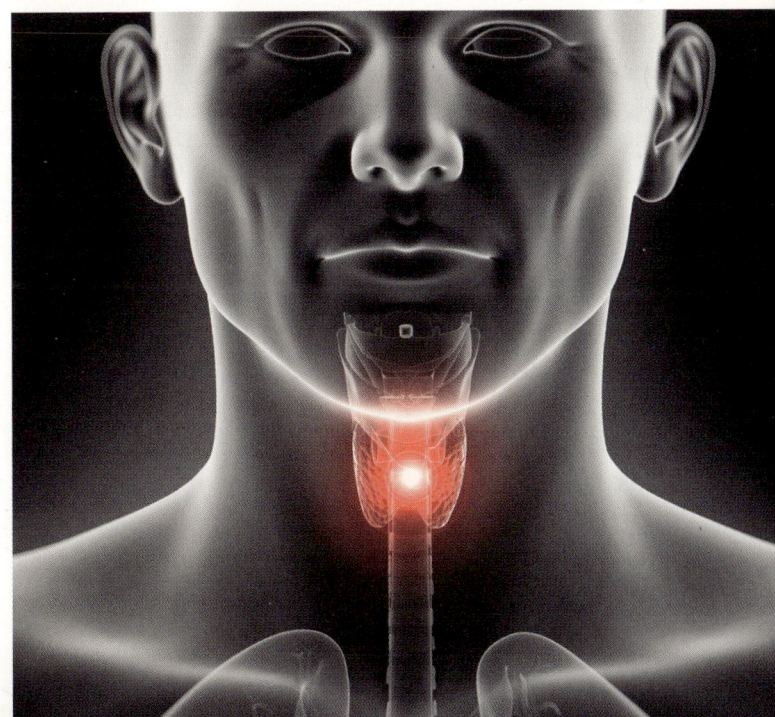

Hormon produzierende Organe

Organ	Hormone
Hypothalamus	ADH, Oxytocin, RH, IH
Hypophyse (Adenohypophyse)	ACTH, FSH, LH, TSH, GH, Prolaktin
Schilddrüse	T3 (Trijodthyronin), T4 (Thyroxin/Tetrajodthyronin), Calcitonin
Nebenschilddrüse	Parathormon
Bauchspeicheldrüse	Insulin, Glukagon, Somatostatin
Nebennierenrinde	Aldosteron, Cortisol, Androgene
Nebennierenmark	Adrenalin, Noradrenalin
Nieren	Erythropoetin, Thrombopoetin, D3-Hormon
Eierstöcke	Östradiol, Progesteron, Testosteron
Hoden	Testosteron
Plazenta	HCG, Östrogene, Gestagene
Andere Organe: Leber, Herzvorhöfe, Verdauungsorgane Gewebehormone: Prostazykline/-glandine, Histamin, Serotonin	

Wirkungen

Wasserretention, Wehenförderung, Releasing-Hormone (Liberine)

Wachstum, Follikelreifung/Spermienproduktion, Geschlechtsdrüsen-, Schilddrüsenhormon-Aktivierung, Milchbildung

Wachstum, Entwicklung, Stoffwechselaktivierung, Wärmebildung, Sauerstoffverbrauch, Herzaktivierung; Calcitonin: Calciumstoffwechsel, Knochenaufbau

Calciumstoffwechsel, Knochenabbau

Zuckerstoffwechsel; Somatostatin: Wachstumshemmung

Blut-/Kreislaufregulierung, Stresshormone, Eiweißauf-/abbau

Beeinflussung der Aktivität zahlreicher Organe (Herz, Lungen, Blutgefäße, Magen, Darm, Harnblase, Fettgewebe, Augen) durch α-/β-Rezeptoren

Blutbildung, Vitamin-D-Produktion

weibliches/männliches Geschlechtshormon

männliches Geschlechtshormon

Schwangerschaftshormone

Anatomie und Histologie

Die Schilddrüse des Menschen besteht aus zwei Lappen, die durch einen schmalen Steg (Isthmus) miteinander verbunden sind. In frontaler Aufsicht erscheint das Drüsenorgan schmetterlingsförmig. Es befindet sich vor der Luftröhre und grenzt oben an den Schildknorpel des Kehlkopfes (»Adamsapfel«). Beidseits seitlich auf der Rückseite, außerhalb der aus Bindegewebe bestehenden Organkapsel der Schilddrüse, befinden sich die reiskorngroßen Epithelkörperchen der Nebenschilddrüsen (Glandulae parathyreoideae), die das Parathormon produzieren (Calcium-/Knochenstoffwechsel).

Die Schilddrüse wird durch Gefäße, die aus der Schlüsselbein- und Halsarterie entspringen, mit arteriellem Blut versorgt. Venöses Blut fließt hauptsächlich in Richtung obere Hohlvene ab. Das Lymphsystem der Schilddrüse ist mit Knoten und Gefäßen gut ausgebildet. Sympathische und parasympathische Fasern des vegetativen Nervensystems versorgen die Schilddrüse. Seitlich hinter der Schilddrüse verläuft beidseits ein Stimmbandnerv, auf dessen Unversehrtheit bei Operationen besonders geachtet werden muss.

Im Schnittbild unter dem Mikroskop (Histologie) fallen typische kleine Bläschen (Schilddrüsenfollikel) als Strukturmerkmal von Schilddrüsengewebe auf. Sie werden von den T3-/T4-produzierenden Zellen (Thyreozyten) gebildet und umschließen das Lumen (den rundlichen Innenraum). Im Follikellumen befindet sich das Eiweiß

Thyreoglobulin, eine Vorstufe der Schilddrüsenhormone. Es handelt sich um eine zähflüssige Masse (Kolloid), ein gespeicherter Hormonvorrat für bis zu drei Monate – bei Gesunden. Der Follikeldurchmesser kann je nach Drüsenaktivität stark variieren. Die Größe des Drüsenorgans kann stark nach oben und unten vom Durchschnittswert abweichen, ohne dass krankhafte Zustände vorliegen müssen. Hashimoto-Thyreoiditis kann ein Kloßgefühl im Hals und Heiserkeit auslösen – sowohl bei Vergrößerung als auch bei Verkleinerung des Organs. Heiserkeit entsteht durch Beeinträchtigung der Stimmbandnerven, die der Schilddrüse seitlich hinten anliegen.

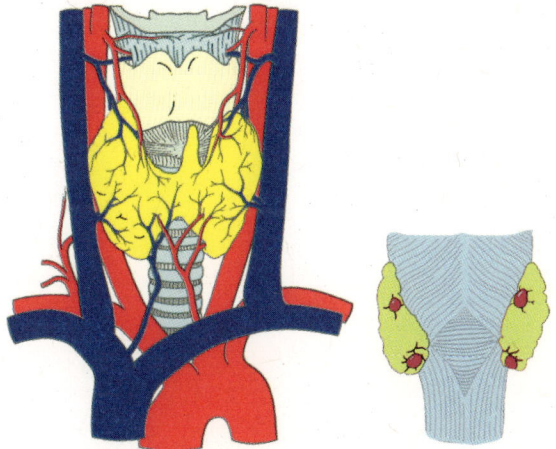

Die schmetterlingsförmige Schilddrüse liegt vor der Luftröhre und grenzt oben an den Schildknorpel. Die venöse Blutversorgung ist blau, die arterielle rot dargestellt. Auf der Rückseite der Schilddrüse befinden sich die Epithelkörperchen der Nebenschilddrüsen.

Schilddrüsendaten (Normalwerte)

Höhe/Breite/Dicke	3–4/7–11/1–2 cm
Gewicht	18–60 g
Volumen bei erwachsenen Frauen	bis 18 ml
Volumen bei erwachsenen Männern	bis 25 ml
Volumen bei Kindern (4–14 Jahre)	< 3 ml bis < 10 ml

Schilddrüsenfunktion

Hauptaufgabe der Schilddrüse ist die Regulation von Grundfunktionen des Stoffwechsels. Schilddrüsenhormone im Blut sorgen dafür, dass die Stoffwechselaktivität des Körpers der wechselnden Leistungsanforderung entspricht. Sie regen die Sauerstoffaufnahme in Körperzellen an, regulieren den Fett- und Kohlenhydratstoffwechsel und beeinflussen somit den energetischen Grundumsatz. Nach der Geburt und in der Wachstumsphase bestehen hohe Leistungsanforderungen, die ein erhöhtes Stoffwechselniveau erfordern, um Mangelerscheinungen mit verzögertem Wachstum und Reifestörungen zu verhindern. Da bei allen Stoffwechselprozessen Wärme erzeugt wird, ist die Schilddrüse auch an der Wärmeregulation beteiligt. Bei Kälte werden vermehrt Hormone ausgeschüttet, um die innere Energieproduktion anzufachen und Wärme zu erzeugen.

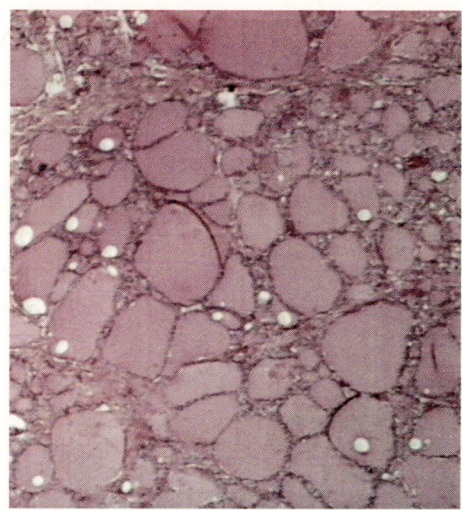

Normale Hormon-
produktion in
Schilddrüsenfolli-
keln im Gewebe-
schnittbild. In den
Follikeln befinden
sich gespeicherte
Schilddrüsen-
hormone.

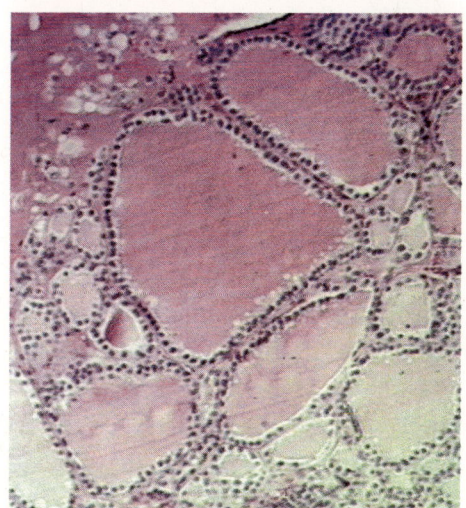

Im mikroskopi-
schen Gewebe-
schnittbild
erkennt man noch
Hormon bildende
Schilddrüsenfol-
likel (oben) und
entzündlich infil-
triertes, verände-
tes (sekundärer
Lymphfollikel)
und funktionslo-
ses Schilddrüsen-
gewebe (unten)
bei Hashimoto-
Thyreoiditis.

Schilddrüsenhormone

Schilddrüsenhormone sind essenziell für den Energie-stoffwechsel und interagieren mit zahlreichen anderen Hormonen (Insulin, Glukagon, STH, Adrenalin u. a.). Das übergeordnete Kontrollhormon ist TSH (Thyreoidea-stimulierendes Hormon).

◆ **T3/fT3 und T4/fT4** In der Schilddrüse werden zwei Hormone produziert: T3 (Trijodthyronin) und T4 (Thy-roxin/Tetrajodthyronin). Zur Produktion beider Hormone wird Jod benötigt. Unterscheidungsmerkmal ist die Anzahl gebundener Jodatome: bei T3 drei und bei T4 vier. Im Blut sind die Hormone im Verhältnis 1 : 10 (T3 : T4) vorhanden. T3 ist das an Zellrezeptoren wirksame Hormon. T4 ist die Speicher- und Reservevariante des Hormons. Beide Hormone liegen in freier, aktiver und an Transportproteine gebundener, inaktiver Form vor. Bei Bedarf wird mit Hilfe des Enzyms Dejodase T3 aus T4 gebildet. Das Verhältnis gebundener (T3, T4) und freier Hormone (fT3, fT4) beträgt 99,95 : 0,05 Prozent. Hier erkennt man, dass der Körper sehr vorsichtig mit wirksamen Schilddrüsenhormonen umgeht und fein abgestimmt auf Bedarfssituationen reagieren kann.

◆ **Reverses T3 (rT3)** Eine Hormonvariante, bei der am inneren Benzolring ein und am äußeren zwei Jodatome sitzen, wird als reverses T3 bezeichnet. Es ist ein inak-tives Abbauprodukt von T4 (Thyroxin). Der Blutspiegel von rT3 weist indirekt auf die Umwandlung von T4 in T3 in Geweben hin. Der Laborwert von rT3 wird nur bei speziellen Fragestellungen bestimmt.

Schilddrüsenhormone

Merkmale	T3	T4
Jodatome	3	4
Halbwertszeit (im Körper)	10 bis 19 Stunden	8 Tage
Anteil gebunden/frei	T3/fT3: 99,95%/0,05%	T4/fT4: 99,95%/0,05%
Laborwerte		
Gebundenes Hormon: Normalwerte T3, T4	0,9–1,8 ng/ml (1,4–2,8 nmol/l) (Erwachsene)	• 55–110 µg/dl (77–142 nmol/l) (Erwachsene) • 49–107 µg/dl (63–138 nmol/l) (Kinder/Jugendliche)
Freies Hormon: Normalwerte fT3, fT4	3,5–8,0 ng/l (5,4–12,3 pmol/l) (Erwachsene)	• 8–18 ng/l (10–23 pmol/l) (Erwachsene) • 9–18 ng/l (12–23 pmol/l) (Kinder/Jugendliche)
Reverses T3 (rT3)	0,10–0,30 µg/l (0,15–0,50 nmol/l)	–

◆ **Thyreoperoxidase (TPO)** ist ein Eiweiß (Transmembranprotein) und Enzym, das den ersten Schritt zur Produktion von Schilddrüsenhormonen aus der Aminosäure Tyrosin veranlasst. Die Thyreoperoxidase kommt an der Membran von Schilddrüsenzellen vor. Bei Autoimmunerkrankungen der Schilddrüse können Thyreoperoxidase-Antikörper (TPO-AK) nachgewiesen werden.

◆ **Thyreoglobulin (TG)** ist ein Schilddrüseneiweiß, das an der Produktion von T3 und T4 beteiligt ist. Hierbei werden Jodatome an Tyrosinanteile des Thyreoglobulins gebunden (Jodisation). Thyreoglobulin wird von Thyreozyten gebildet und als zähflüssiges Kolloid in den Schilddrüsenfollikeln gespeichert. TG ist eine Kenngröße des vorhandenen Schilddrüsengewebes. Bei Hashimoto-Thyreoiditis können vermehrt Antikörper gegen Thyreoglobulin (TG-AK) nachweisbar sein. Wird die Schilddrüse entfernt, sinkt der TG-Wert auf unter 1–2 µg/l ab.

◆ **Thyroxin-bindendes Globulin (TBG)** ist ein spezifisches Transporteiweiß für die Schilddrüsenhormone T3 und T4. TBG wird in der Leber produziert und ins Blut abgegeben. Wenn die Laborwerte T3, T4 und TSH widersprüchlich sind, kann die Bestimmung von TBG weiterhelfen. Man beurteilt insbesondere den Quotienten T4/TBG. In der Schwangerschaft und bei Anwendung der Antibabypille sowie angeborenem TBG-Defekt ist der TBG-Wert erhöht.

Laborwert	
Normalwert TBG	13–30 mg/l (220–510 nmol/l)
T4/TBG-Quotient	
Normale Schilddrüsenfunktion (Euthyreose)	4,3 ± 1,2
Schilddrüsenunterfunktion (Hypothyreose)	1,1 ± 0,9
Schilddrüsenüberfunktion (Hyperthyreose)	11,2 ± 3,6

◆ **Calcitonin** ist ein Eiweißhormon (Peptidhormon), das in den C-Zellen der Schilddrüse gebildet wird. Die C-Zellen befinden sich neben den Follikelepithelzellen (Thyreozyten) der Schilddrüse. Calcitonin ist der Gegenspieler (Antagonist) des Parathormons, das die Nebenschilddrüsen bilden. Beide Hormone regulieren den Calcium-/Phosphatstoffwechsel bzw. den Knochenauf-/-abbau. Calcitonin senkt den Calciumspiegel im Blut, hemmt die Freisetzung von Calcium aus den Knochen bzw. die Aktivität von Knochenabbauzellen (Osteoklasten), fördert den Einbau von Calcium in Knochen und die Ausscheidung von Calcium über die Nieren. Calcitonin hat in Bezug auf die Hashimoto-Thyreoiditis allerdings keine Bedeutung.

INFO

PARATHORMON

Das Eiweißhormon Parathormon wird in den vier Nebenschilddrüsen gebildet (Epithelkörperchen). Ist zu wenig Calcium im Blut, wird Parathormon ausgeschüttet. Parathormon fördert die Freisetzung von Calcium aus den Knochen, die Aufnahme von Calcium im Dünndarm und hemmt die Ausscheidung von Calcium über die Nieren. Parathormon, Calcitonin und Vitamin-D3-Hormon regulieren gemeinsam den Calciumhaushalt des Körpers. Calcium ist ein lebenswichtiger Mineralstoff für das knöcherne Skelett, die Herz- und Skelettmuskulatur sowie für die Blutgerinnung.

Werden bei Schilddrüsenoperationen die Nebenschilddrüsen versehentlich entfernt, wird der Calciumhaushalt nachhaltig gestört. Missempfindungen und Krampfzustände können dann auftreten. Die Unterfunktion der Nebenschilddrüsen wird mit Calcium und Vitamin D behandelt. Die Therapie wird mit den Laborwerten von Calcium, Phosphat und Magnesium im Blutserum kontrolliert. Hashimoto-Thyreoiditis führt zu keiner Beeinträchtigung der Nebenschilddrüsenfunktion.

◆ Calcium-Normalwert: 2,15–2,75 mmol/l (Serum), 4,02–4,99 mmol/l (24h-Urin)
◆ Phosphat-Normalwert: 0,84–1,45 mmo/l (Serum)

Die Schilddrüse im Regelkreis

Die Schilddrüsenfunktion ist in einen Regelkreis mit folgenden Komponenten integriert: Hypothalamus, Adenohypophyse, Schilddrüse, Peripherie (Blut und Organgewebe). Wie viel Schilddrüsenhormon produziert und ausgeschüttet wird, hängt vom komplexen Zusammenspiel der Rückmeldungen aller Komponenten des thyreotropen Regelkreises ab. Im Ergebnis kommt es zu einer fein abgestimmten und auf den aktuellen Bedarf zugeschnittenen Hormonfreisetzung – das heißt, der gesunde Mensch bemerkt die permanenten Anpassungsprozesse aller endokrinen Komponenten nicht. Das ändert sich, wenn eine Störung wie die Hashimoto-Thyreoditis vorliegt. Dann bekommt man die Folgen des gestörten Hormongleichgewichts regelrecht zu spüren.

◆ Die oberste Instanz des Regelkreises ist der Hypothalamus. Er gibt den Sollwert der Schilddrüsenwerte im Blut vor und misst fortlaufend den Istwert. Um den Istwert an den bedarfsgerechten Sollwert der Schilddrüsenhormone im Blut anzupassen, kann der Hypothalamus Thyreotropin Releasing-Hormon (TRH) und Somatostatin ausschütten. Beide Hormone beeinflussen die Produktion von TSH in der nächsten Instanz.

◆ Die zweite Instanz ist die Hypophyse. Die Ausschüttung von TRH informiert die Hypophyse darüber, dass zu wenig Schilddrüsenhormon im Blut ist. Dies führt dazu, dass die Hypophyse Thyreoidea-stimulierendes Hormon (TSH) ausschüttet. Das Eiweißhormon TSH stimuliert das Wachstum der Schilddrüse, die Aufnahme von Jod in die Schilddrüsenzellen und die Bildung von Schilddrüsenhormon.

◆ Die dritte Instanz ist die Schilddrüse selbst. Durch TSH-Stimulation werden die Produktion von T3 und T4 angekurbelt und Hormone ins Blut abgegeben.

◆ Die vierte Instanz ist die Peripherie.

Alle Komponenten des Regelkreises kommunizieren untereinander und beeinflussen sich gegenseitig im Sinne von Rückkopplungseffekten (Feedback). Das Feedback der jeweiligen Instanz kann stimulierend (positive Rückkopplung) oder hemmend (negative Rückkopplung) wirken. Zudem gibt es Rückkopplung von TSH auf die eigene Ausschüttung sowie ein Feedback von Schilddrüsenhormonen auf die TRH-Ausschüttung und auf Regelkreise der Plasmaeiweißbindung von T3 und T4. Wenn T3 und T4 im Blut auftauchen, wird die Bildung von TSH (Hypophyse) und TRH (Hypothalamus) gehemmt. Mit diesem Regelsystem kann der Hormonbedarf sehr präzise auf aktuelle Erfordernisse eingestellt werden. Im besten Fall arbeiten alle Komponenten einwandfrei zusammen, und der Körperstoffwechsel befindet sich im Gleichgewicht.

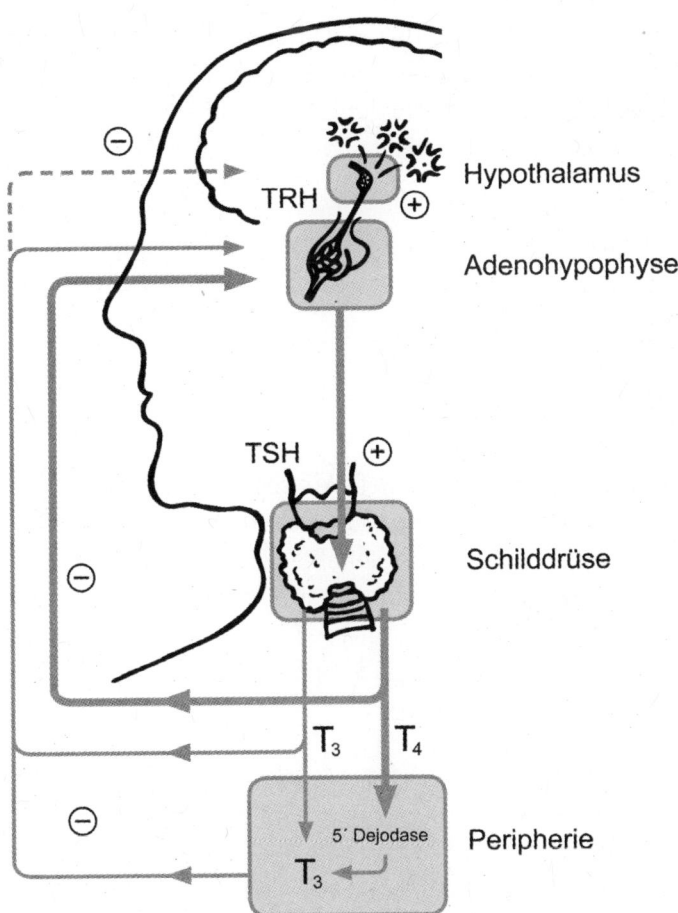

Die Schilddrüse im thyreotropen Regelkreis: Die jeweiligen negativen Feedbackeffekte (–) signalisieren steigenden Schilddrüsenhormonbedarf im Blut, was die Ausschüttung von TRH, TSH und T3/T4 stimuliert (+).

TSH

Zur Beurteilung der Schilddrüsenfunktion ist TSH (Thyreotropin, Thyreoidea-stimulierendes Hormon) der wichtigste Laborwert. Das Releasing-Hormon TRH gelangt über ein spezielles Gefäßsystem in hoher Konzentration in den Hypophysenvorderlappen und stimuliert dort die Produktion und Ausschüttung von TSH, das dann auf dem Blutweg zur Schilddrüse gelangt. Dies veranlasst die erhöhte Produktion und Ausschüttung von Schilddrüsenhormon.

Umgekehrt hemmt das Schilddrüsenhormon im Blut den TRH-TSH-Regelkreis und drosselt die Hormonproduktion der Schilddrüse.

Der TSH-Spiegel im Blut kann bestimmt werden. Bei Schilddrüsenunterfunktion ist er erhöht, bei Schilddrüsenüberfunktion erniedrigt. Der obere Grenzwert der normalen Schilddrüsenfunktion wird häufig mit 4,0 mU/l angegeben. Dies hat unter anderem zur Folge, dass viele Hashimoto-Patienten, die eindeutig Beschwerden haben, als schilddrüsengesund (euthyreot) eingestuft und nicht richtig behandelt werden. Studien aus den USA und der EU zeigten, dass der obere TSH-Grenzwert zu hoch angesetzt ist. Man geht heute davon aus, dass Personen mit TSH-Werten von 0,4–2,5 mU/l schilddrüsengesund (euthyreot) sind. TSH-Werte über 2,0 mU/l weisen eher auf eine kranke als auf eine gesunde Schilddrüse hin! Das bedeutet auch, dass bereits bei TSH-Werten über 2,0 mU/l in der Schwangerschaft

Hormonersatz durchgeführt werden muss, um Entwick-
lungs- und Reifeschäden des Ungeborenen vorzubeugen.
Abnorme TSH-Werte sollten wiederholt überprüft werden. Die TSH-Produktion variiert mit dem Tagesverlauf
(zirkadiane Rhythmik). Bei Autoimmunerkrankungen
wie der Hashimoto-Thyreoiditis empfiehlt sich immer
die gemeinsame Betrachtung der TSH- und der fT3/fT4-
Blutwerte.

INFO

VORSICHT BEIM TSH-WERT

◆ TSH-Normalwert: 0,3–2,5 mU/l
  (umstrittener oberer Grenzwert 4,0 mU/l)

Wichtig: Als Hashimoto-Patient müssen Sie in Deutschland nach wie vor damit rechnen, dass Sie mit einem
TSH-Wert von über 2,5 mU/l von Ärzten als schilddrüsengesund (euthyreot) eingestuft und nicht angemessen
behandelt werden – auch wenn Sie unübersehbar Beschwerden haben.

Denken Sie also dran: Der empfohlene TSH-Wert bei
Hashimoto-Thyreoiditis ist 0,3–1,0 mU/l. Wenn der
TSH-Wert 2,5–4,0 mU/l beträgt und keine Unterfunktionssymptome vorliegen, besteht in der Regel kein Handlungsbedarf.

Schilddrüsenhormon-Muster

◆ **Hohe TSH-Werte:** Die Schilddrüse produziert zu wenig Hormone. Es mangelt im Blut an fT3 und fT4. Ansage an die Schilddrüse: Mehr Hormon bilden!

◆ **Niedrige TSH-Werte:** Die Schilddrüse produziert zu viel Hormone. Es befindet sich zu viel fT3 und fT4 im Blut. Ansage an die Schilddrüse: vorerst keine weitere Hormonbildung!

◆ **Erniedrigte oder erhöhte TSH-Werte – normale fT3/fT4-Werte:** Hinweis auf eine sich entwickelnde Schilddrüsenfunktionsstörung, endokrinologischer Klärungsbedarf.

◆ **Erniedrigte TSH-Werte und erhöhte fT3/fT4-Werte:** Hinweis auf eine vorliegende Schilddrüsenüberfunktion (Morbus Basedow), endokrinologischer Klärungsbedarf.

◆ **Erhöhte TSH-Werte und erhöhte T3/T4-Werte:** Hinweis auf sehr seltene Erkrankungen, endokrinologischer Klärungsbedarf.

◆ **Erniedrigte TSH-Werte unabhängig von den fT3/fT4-Konzentrationen:** Bei Hashimoto-Thyreoiditis können in seltenen Fällen TSH-Rezeptor-Antikörper (TRAK) vorliegen, die dieses Phänomen verursachen.

◆ **Erniedrigte TSH-Werte und erniedrigte fT3/fT4-Werte:** Sehr selten liegt ein echter TSH-Mangel der Hypophyse vor; endokrinologischer Klärungsbedarf.

◆ **Stark erniedrigte TSH-Werte (< 0,1 mU/l):** Einnahme von Schilddrüsenhormonen, Anpassung der Hormondosis empfohlen.

TRH

Thyreotropin Releasing Hormon (TRH, Thyreoliberin) ist ein Eiweißhormon, das im Hypothalamus gebildet wird und die Freisetzung von TSH und Prolaktin (Anregung der Milchproduktion) in der Adenohypophyse stimuliert. Die TRH-Freisetzung wird darüber hinaus vom limbischen System, von der Zirbeldrüse und weiteren zentralen Hirnregionen beeinflusst, die für die Stressverarbeitung von Bedeutung sind. TRH wirkt auch als Nervenbotenstoff unter anderem für die Wärmeregulation, Schmerzdämpfung, Schlaf-wach-Regulation sowie für die Hemmung von Nahrungs- und Flüssigkeitsaufnahme. Indirekte vegetative TRH-Wirkungen beziehen sich auf die Magensäureproduktion, die Darmbewegung, die Insulinsekretion, die Herztätigkeit und den Blutdruck. Hier wird erneut deutlich, dass die Vernetzung der Schilddrüse mit höheren Hirnfunktionen bei Schilddrüsenfunktionsstörungen vielfältige Symptome erzeugen kann. Hashimoto-Patienten bemerken häufig ganz unterschiedliche Beschwerden, die durch die Beschaffenheit des thyreotropen Regelkreises entstehen können. Mit dem TRH-Test (TSH-Stimulationstest) kann man versteckte Fehlfunktionen der Schilddrüse erfassen.

Normale Schilddrüsenfunktion

Die normale Schilddrüsenfunktion wird in der Medizin als Euthyreose bezeichnet. Dieser Funktionszustand wird dann angenommen, wenn die Blutwerte von T3, T4 und TSH im Normalbereich liegen. Der Begriff Euthyreose ist nicht gleichbedeutend mit der Aussage »gesunde Schilddrüse«! Vergrößert sich die Schilddrüse auf Grund von Jodmangel (Struma/Kropf), um eine normale Schilddrüsenfunktion aufrechtzuerhalten, spricht man von einer euthyreoten Struma. Erreicht man durch die Behandlung der Hashimoto-Thyreoiditis mit Schilddrüsenhormonen eine Normalisierung der T3-/T4-/TSH-Werte sowie Beschwerdefreiheit, spricht man von Euthyreose. Beim TSH-Normalwert sollte man sich am derzeit empfohlenen oberen Grenzwert von 2,5 mU/l orientieren.

Schilddrüsenunterfunktion – Hypothyreose

Wird der Körper nicht ausreichend mit den Schilddrüsenhormonen T3 und T4 versorgt, verringert sich die Leistung des Energiestoffwechsels. Die Energie-

Typisch bei einer Unterfunktion sind Schwäche und Müdigkeit.

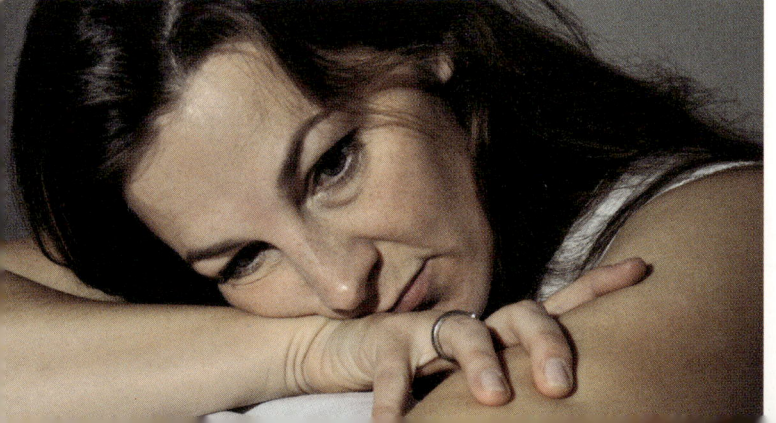

versorgung ist dann nicht mehr bedarfsgerecht. Dies verursacht eine reduzierte körperliche und psychische Belastbarkeit. Hauptgrund hierfür ist eine Unterfunktion der Schilddrüse, in der Medizin Hypothyreose genannt. Vor allem in der frühen Kindheit kann die Hypothyreose zu schweren Entwicklungsstörungen führen.

Hypothyreose wird durch angeborene oder erworbene Schilddrüsenstörungen verursacht. Häufige Gründe für eine Hypothyreose sind Jod-/Selenmangel, medizinische Interventionen (Operation, Radiojodtherapie oder Medikamente, die die Schilddrüsenfunktion hemmen), Störungen des thyreotropen Regelkreises (Hypophyse, Hypothalamus) sowie eine Autoimmunerkrankung der Schilddrüse (Hashimoto-Thyreoiditis).

Die Beschwerden der Hypothyreose entwickeln sich langsam, können aber umso hartnäckiger anhalten: allgemeine Leistungsminderung, Schwächegefühl, Müdigkeit, Erschöpfung, Schlafstörungen, Antriebslosigkeit, Konzentrations-/Gedächtnisschwäche, Depression, Gewichtszunahme, Appetitlosigkeit, Verstopfung, verlangsamter Puls, niedriger Blutdruck, abgeschwächte Reflexe, Kälteempfindlichkeit, trockene, raue Haut, raue Stimme, Schwellungen (Lider, Gesicht, Myxödem), Zyklusstörungen, Erektionsschwäche, Libidoverlust.

Zur Vorbeugung der Schilddrüsenunterfunktion wird die ausreichende Aufnahme von Jod mit der Nahrung empfohlen, bei Erwachsenen etwa 200 µg Jod pro Tag. Schwangere benötigen bis 300 µg Jod pro Tag.

Schilddrüsenüberfunktion – Hyperthyreose

Befinden sich übermäßig viele Schilddrüsenhormone im Blut, erhöht sich das Leistungsniveau des Energiestoffwechsels unangemessen. Die Energieproduktion ist dann exzessiv hoch: Der Körper gibt Vollgas! Hauptgrund hierfür ist eine krankhafte Überfunktion der Schilddrüse, in der Medizin Hyperthyreose genannt.

Zu den häufigsten Ursachen gehören verselbstständigte Hormon produzierende, gut- und bösartige Tumoren, Autoimmunerkrankungen wie Morbus Basedow und Hashimoto-Thyreoiditis oder Hypophysenerkrankungen. Auch eine Schilddrüsenvergrößerung durch Jodmangel kann Hyperthyreose verursachen. Es gibt Hyperthyreosen in unterschiedlichem Schweregrad: ohne Beschwerden (latent, kompensiert, subklinisch), mit Beschwerden und schwere Verläufe (thyreotoxische Krise). Schilddrüsenüberfunktion kommt mit (häufiger) und ohne Struma (Kropf) vor.

Die Beschwerden der Hyperthyreose sind vielfältig und können leicht bis sehr schwer ausgeprägt sein: Nervosität, Unruhe, Gereiztheit, Zittern, Schlafstörungen, Muskelschwäche, Gewichtsabnahme, Heißhunger, häufiger Stuhldrang, Durchfall, schneller Puls, hohe Blutdruckamplitude, Herzjagen, Extrasystolen, Hitzeempfindlichkeit, warme, feuchte Haut, Schweißausbrüche, Fiebrigkeit, Haarausfall, aus den Augenhöhlen hervortretende Augäpfel (Exophthalmus), Zyklusstörungen oder Unfruchtbarkeit.

Struma

Als Struma (Kropf) wird jede über das Normalvolumen (Frauen: bis 18 ml; Männer bis 25 ml) hinausgehende Vergrößerung der Schilddrüse bezeichnet, unabhängig von der Ursache. Die Vergrößerung lässt sich mit einer Ultraschalluntersuchung objektiv erfassen. Eine Struma kann durch Jodmangel, Hashimoto-Thyreoiditis und andere Ursachen entstehen. Vergrößerte Schilddrüsen sind gelegentlich mit bloßem Auge erkennbar oder werden vom Arzt ertastet. Sehr stark vergrößerte Schilddrüsen können umliegendes Gewebe unter Druck setzen und ein Kloßgefühl im Hals hervorrufen. Die Struma wird konservativ behandelt oder bei Bedarf operativ entfernt (Strumektomie).

Ein Kropf ist per Ultraschall erkennbar.

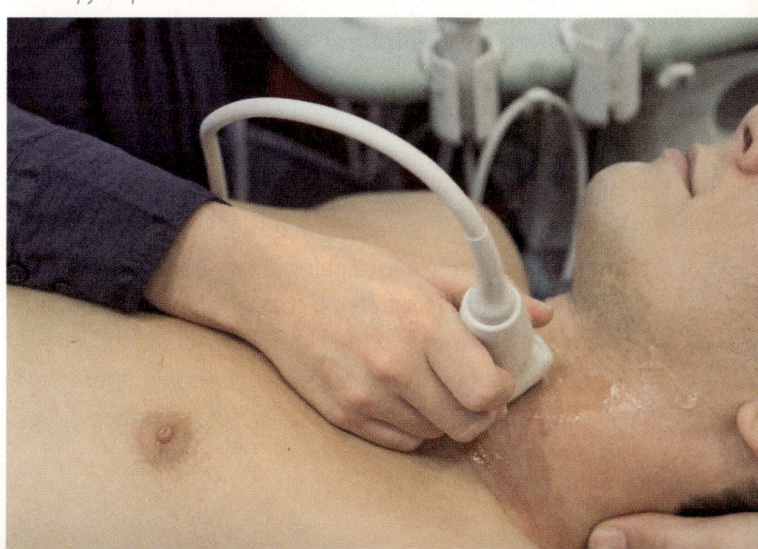

Möglichkeiten der Schilddrüsenuntersuchung

Am Anfang jeder ärztlichen Untersuchung steht die Befragung des Patienten. In der Arztpraxis von heute wird das Gespräch mit dem Hilfe suchenden Menschen oft vernachlässigt. Achten Sie darauf, dass Ihnen genügend Zeit zum Gespräch mit Ihrem Arzt zur Verfügung steht.

Die Schilddrüse kann mit verschiedenen Verfahren untersucht werden. Im Vordergrund stehen Laboranalysen (Hormone, Antikörper) und Bildgebung (Ultraschall, Szintigrafie). Je nach Anforderung werden solche Untersuchungen vom Hausarzt oder vom Facharzt durchgeführt (Internist, Endokrinologe, Radiologe, Nuklearmediziner).

Anamnese

Der Arzt fragt bestenfalls gezielt nach Beschwerden, die auf Schilddrüsenstörungen hinweisen: Hypothyreose, Hyperthyreose, Kropf (Struma). Darüber hinaus sind auch Fragen zu früher vorgekommenen Schilddrüsenerkrankungen und -therapien, zur Einnahme von Medikamenten oder Hormonen (Östrogene, Schilddrüsenhormone) sowie zu Schilddrüsenerkrankungen in der Familie sinnvoll.

Körperliche Untersuchung

Manchmal sieht man die vergrößerte Schilddrüse (Struma) bereits mit bloßem Auge. In jedem Fall wird der Arzt die Schilddrüse abtasten. Beim Morbus Basedow fallen die aus den Augenhöhlen hervorgetretenen Augäpfel auf (endokrine Orbitopathie). Die Schilddrüsenvergrößerung kann verschiedenen Graden oder Stadien zugeordnet werden. Verlangsamte Reflexe, trockene, blasse und raue Haut, Heiserkeit, Schwellungen und niedriger Puls sprechen häufig für eine Schilddrüsenunterfunktion. Hoher Puls, erhöhte Blutdruckamplitude, warme und feuchte Haut, Zittern und beschleunigte Reflexe sprechen für eine Überfunktion.

Laborwerte

Die Bestimmung von Laborwerten aus einem Tropfen Blut ist eine elegante Methode, um Informationen über den Funktionszustand von Organen zu bekommen. Der einzelne Laborwert selbst ist aber nur die Momentaufnahme eines Zustands und für medizinische Diagnosen nicht ausreichend. Man muss immer auf die Befindlichkeit des ganzen Menschen blicken. Zudem gibt es Messfehler, falsch-positive/negative Befunde und andere Irrtümer. Im Zweifel werden deshalb Messungen wiederholt. Ein kritischer Blick auf die Zahlen des Laborbefundes ist immer empfehlenswert. Außerdem sind Normalwerte meist Durchschnittswerte von massenhaften Vergleichsmessungen, die abhängig von Qualitätskontrollen einem Wandel unterliegen. Bestes Beispiel ist im Fall der Schilddrüse der nach unten korrigierte obere TSH-Grenzwert.

Die wichtigsten Schilddrüsenwerte sind TSH sowie T3 und T4. Darüber hinaus sind insbesondere für Autoimmunerkrankungen der Schilddrüse (Morbus Basedow, Hashimoto-Thyreoiditis) Autoimmunantikörper von Interesse.

◆ **TSH:** Ist der TSH-Wert normal, wird die Schilddrüsenfunktion als normal eingestuft. Allerdings wird der obere Grenzwert von 4,0 mU/l mittlerweile als zu hoch bewertet. Bei Hashimoto-Patienten/-Verdachtsdiagnose gilt der obere TSH-Grenzwert von 2,5 mU/l.

◆ **T3/T4:** Bei abnormem TSH-Wert bestimmt man zusätzlich die Werte der freien Hormone fT3/fT4.

◆ **rT3:** Bei unerklärlich niedrigen fT3/fT4/T3-Werten bestimmt man in Ausnahmefällen den Wert von reversem T3.

◆ **TBG:** Thyroxin-bindendes Globulin wird dann bestimmt, wenn ein fT4-Test nicht verfügbar ist. Der TBG-Wert dient der Abschätzung der Eiweißbindung der Schilddrüsenhormone. Der Quotient T4/TBG eignet sich zur Abschätzung der Stoffwechsellage (siehe S. 22). TBG ist auch ein Tumormarker für Schilddrüsenkrebs.

◆ **TRH-Test:** Der Test dient dem Nachweis der Stimulationsfähigkeit der Schilddrüse durch TSH (TSH-Stimulationstest). Das kann bei Verdacht auf Über-/Unterfunktion trotz normaler Schilddrüsenfunktion (Euthyreose) sinnvoll sein. Zunächst wird der TSH-Blutspiegel gemessen, anschließend wird TRH (Spritze/Nasenspray) verabreicht und der TSH-Spiegel erneut gemessen. Die TSH-Produktion wird somit stark oder schwach angeregt. Der TRH-Test ist dank zuverlässiger TSH-Messverfahren kaum mehr nötig.

◆ **Autoantikörper:** Für Autoimmunerkrankungen der Schilddrüse, vor allem Morbus Basedow und Hashimoto-Thyreoiditis, ist die Suche nach Autoantikörpern im Blut von besonderem Interesse.

◆ **TRAK:** Erhöhte TSH-Rezeptor-Antikörperwerte beweisen zwar einen Morbus Basedow, fehlende TRAK schließen ihn aber nicht aus.

◆ **TPO-AK:** Thyreoperoxidase-Antikörper sind bei 90 Prozent aller Hashimoto-Patienten und bei 70 Prozent der Basedow-Patienten nachweisbar. Pro Jahr kommt es bei etwa fünf Prozent der Personen, die TPO-positiv sind, zur Hypothyreose – ein Hinweis auf die zunehmende Hashimoto-Erkrankungshäufigkeit.

◆ **TG-AK:** Werden Thyreoglobulin-Antikörper bei TPO-negativen Patienten nachgewiesen, sichert dies die Diagnosen der Erkrankungen Morbus Basedow oder Hashimoto-Thyreoiditis.

◆ **T3/T4-AK:** In sehr seltenen Fällen beobachtet man Antikörper gegen Schilddrüsenhormone (T3/T4), auch bei Autoimmunerkrankungen der Schilddrüse. Solche Antikörper verursachen eine Schilddrüsenunterfunktion (TSH-Wert erhöht).

◆ **Andere Antikörper:** Antinukleäre Antikörper (ANA) richten sich gegen Zellkernbestandteile. Bei Autoimmunerkrankungen der Schilddrüse, rheumatischen Erkrankungen (Lupus erythematodes, chronische Polyarthritis), Autoimmunhepatitis oder der Darmerkrankung Morbus Crohn kommen erhöhte ANA-Werte vor.

◆ **Tumormarker:** Bekannte Tumormarker für Schilddrüsenkrebs sind Thyreoglobulin (TBG), Calcitonin und carcinoembryonales Antigen (CEA).

Ultraschalluntersuchung

Die Untersuchung der Schilddrüse mit Ultraschall (Sonografie) ist schmerzlos und jederzeit anwendbar. Sie liefert in der Routinediagnostik zweidimensionale Graustufenbilder der Schilddrüse, wobei Größe (Volumen) und Struktur gut beurteilt werden können. Flüssigkeitsgefüllte Hohlräume (Zysten) und verdichtetes Gewebe (Knoten) lassen sich darstellen.

◆ Die gesunde Schilddrüse erscheint hellweißlich strukturiert (echoreich).

◆ Bei Morbus Basedow ist die Schilddrüse meist vergrößert.

◆ Bei Hashimoto-Thyreoiditis kann die Schilddrüse normal, vergrößert oder verkleinert sein. Zudem erkennt man vermehrt meist dunkles (echoarmes) Schilddrüsengewebe.

◆ Mit der farbcodierten Dopplersonografie kann man bei Morbus Basedow und Hashimoto-Thyreoiditis eine diffus vermehrte Durchblutung beobachten. Dreidimensionaler (3D) Ultraschall ist noch ein experimentelles Verfahren.

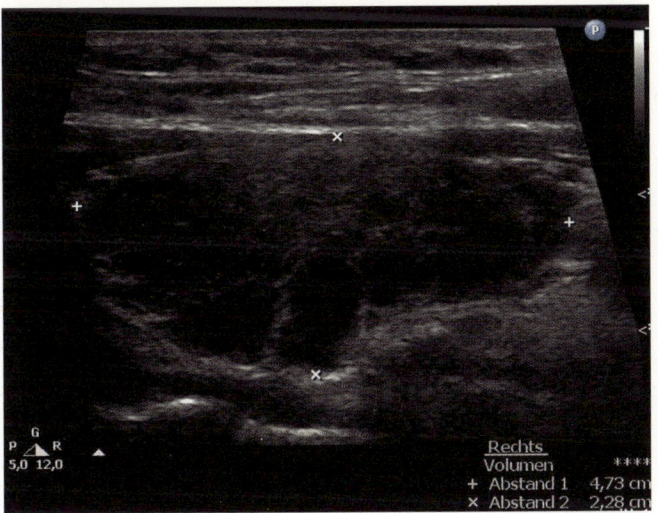

Ultraschallbefund bei Hashimoto-Thyreoiditis: Auffällig sind dunkle (echoarme) Bereiche mit funktionslosem Schilddrüsengewebe.

Szintigrafie

Die Szintigrafie ist ein nuklearmedizinisches Verfahren zur Untersuchung der Schilddrüse, mit dem die Aktivität des vorhandenen Schilddrüsengewebes beurteilt werden kann. In der Regel benutzt man Technetium (Tc) als radioaktiven Marker. Tc lagert sich über den Blutweg in Schilddrüsengewebe ein. Die dort abgegebene schwache radioaktive Strahlung wird mit einer Kamera erfasst und ergibt ein farbcodiertes Aktivitätsmuster der Schilddrüse (hoch- bis nicht aktives Gewebe). Die Untersuchung dauert 15–20 Minuten. Auf Grund der Strahlenbelastung ist die Szintigrafie in der Schwangerschaft nicht zugelassen.

Vor allem Schilddrüsengewebe mit verselbstständigter Hormonproduktion (heiße Knoten, autonomes Adenom) sowie kalte Knoten (kein Aktivitätsnachweis, gutartig oder Verdacht auf Schilddrüsenkrebs) lassen sich eindeutig identifizieren. Heiße oder kalte Knoten kommen auch bei Hashimoto-Thyreoiditis vor.

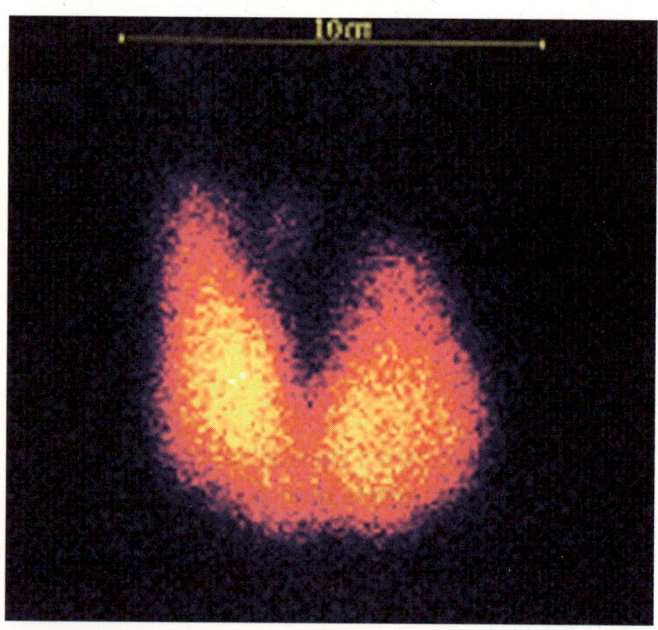

Szintigrafische Darstellung einer Schilddrüsenüberfunktion bei Morbus Basedow, Tc-Uptake 16 %.

Szintigrafie-Befunde

Diagnose	Technetium (Tc)-Uptake
Normale Schilddrüse, kein Jodmangel	0,5–2 %
Hashimoto-Thyreoiditis	< 0,5 %
Thyreoiditis de Quervain	< 0,5 %
Zu hohe Dosis Schilddrüsenhormon	< 0,5 %
Jodbelastung (z. B. Kontrastmittel)	< 0,5 %
Jodmangel	2–5 %
Hashitoxikose	> 3 %
Morbus Basedow (autonome Hyperthyreose)	bis 40 %
Schilddrüsenautonomie	bis 20 %

Histologie

Die ultraschallgesteuerte Feinnadelpunktion der Schilddrüse mit Probenentnahme zur nachfolgenden mikroskopischen Gewebeuntersuchung wird bei Verdacht auf Schilddrüsenkrebs durchgeführt. Nur im Ausnahmefall ist die histologische Untersuchung zur Abklärung von Entzündungszuständen der Schilddrüse (Thyreoiditis) indiziert.

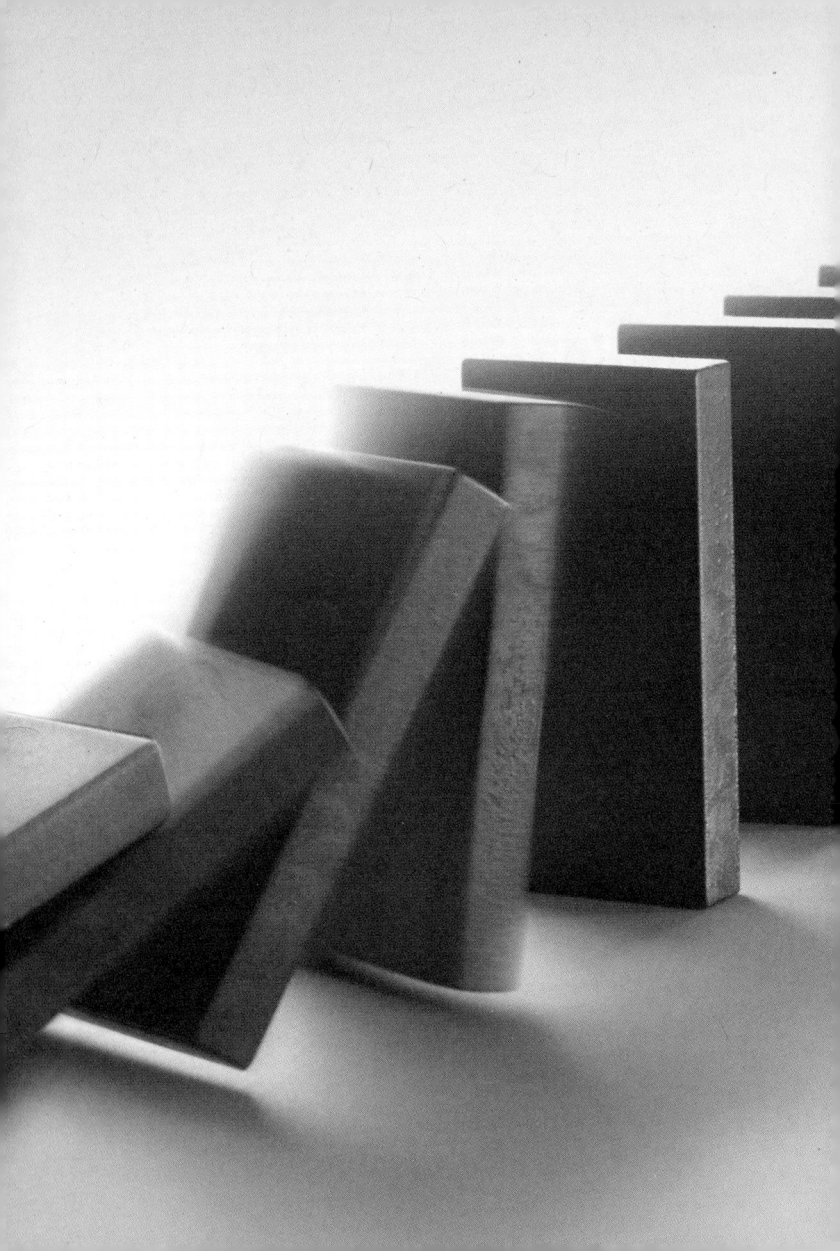

FOKUS Hashimoto-Thyreoiditis

Wo liegen die Ursachen der Krankheit, woran erkennen wir sie, welche Risikofaktoren sind vorhanden und welche Diagnosemöglichkeiten gibt es? Und last but not least: Wie kann medizinisch geholfen werden?

Wenn das Immunsystem kränkelt ...

Es ist schon schwierig genug, zu verstehen, wie die gesunde Schilddrüse funktioniert – ein Organ, dessen Hintergrundarbeit ein gesundes Gleichgewicht schafft, das wir nicht einmal bemerken. Noch schwieriger wird es, wenn die Schilddrüse von Störungen betroffen ist, deren Ursachen unbekannt sind.

Bei der Hashimoto-Thyreoiditis handelt es sich um eine Entzündung der Schilddrüse (Thyreoiditis), die nach dem Erstbeschreiber benannt ist, dem japanischen Arzt Hakaru Hashimoto (1881–1934). Da bislang keine schlüssige Erklärung für die Entstehung der Erkrankung gefunden wurde, ist es bis heute beim Eigennamen in der Krankheitsbezeichnung geblieben.

Die Hashimoto-Thyreoiditis gehört zu den Autoimmunerkrankungen. Fehlfunktionen des Immunsystems führen dazu, dass körpereigene Gewebe von Immunzellen attackiert und geschädigt werden. Bei Hashimoto-Thyreoditis kommt es (meist schubweise) zu Entzündungen und zu bindegewebigen Veränderungen mit allmählichem Funktionsverlust der Schilddrüse. Je nachdem, ob gerade ein Entzündungsschub stattfindet oder nicht, kann eine breite Palette von Beschwerden auftreten, die oft für diagnostische Verwirrung sorgt. Das ist kein Wunder, ist die Schilddrüse doch in ein weit verzweigtes Bioinformationsnetz eingebunden, das die kleinsten Winkel des Körpers erreicht – buchstäblich von Kopf bis Fuß, von Herz bis Hirn. Normale Funktion, Über- und

Unterfunktion der Schilddrüse können wechselweise und unvorhersehbar auftreten, wobei der zerstörerische Autoimmunprozess weitergeht.

Glücklicherweise haben viele Hashimoto-Patienten wenig oder keine Beschwerden. Andere Patienten leiden vielleicht an ungewöhnlichen Symptomkombinationen, die die Diagnose und Behandlung erschweren. Die optimale Einstellung durch Hormonersatz und die Erhaltung des Gleichgewichts der Stoffwechsellage unter unberechenbaren Hashimoto-Bedingungen bleiben in jedem Einzelfall eine Herausforderung für den Arzt und den Patienten.

100 Jahre Hashimoto

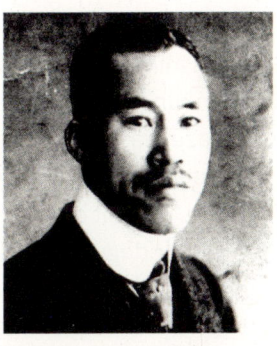

Der japanische Arzt, Chirurg und Pathologe Hakaru Hashimoto veröffentlichte 1912 im deutschen Fachblatt *Archiv für Klinische Chirurgie* einen Beitrag mit dem Titel *Zur Kenntnis der lymphomatösen Veränderung der Schilddrüse (Struma lymphomatosa)*. Dies gilt als Geburtsstunde der Hashimoto-Thyreoiditis. In seiner 30-seitigen Abhandlung beschrieb er histologische Veränderungen im Schilddrüsengewebe von vier Frauen mittleren Alters: 1. Bildung von Lymphfollikeln, 2. Veränderung der Schilddrüsenepithelzellen, 3. bindegewebiger Umbau, 4. diffuse Zellinfiltration.

Und schon damals machte er auf Ähnlichkeiten mit den heute bekannten Autoimmunerkrankungen Sjögren-Syndrom und Morbus Basedow aufmerksam.

Kurz nach der Veröffentlichung dieser Arbeit reiste Hashimoto nach Göttingen, um dort seine Forschung fortzusetzen, musste aber bei Kriegsbeginn 1914 Deutschland verlassen und seine Studien abbrechen. Anschließend arbeitete Hashimoto als niedergelassener Arzt und Chirurg in Iga Ueno, Japan. Er genoss zeitlebens großes Ansehen bei Kollegen und Patienten. Hashimoto starb 1934 an den Folgen einer Typhusinfektion.

Bis zum Ende des Jahrzehnts wurde Hashimotos Arbeit durchaus international zur Kenntnis genommen. Nach Kriegsende hatte die deutsche Wissenschaft aber ihren Weltruf eingebüßt, und deutschsprachige Arbeiten fanden kaum Leser. In den 1920er-Jahren fehlen weitgehend Bezüge auf Hashimoto, obwohl entsprechende Fallberichte veröffentlicht wurden. Erst seit Ende der 30er-Jahre war die Hashimoto-Krankheit als eigenständige, aber äußerst seltene Erkrankung anerkannt. Man behandelte damals chirurgisch, was meist Unterfunktionsprobleme verursachte. Bis Anfang der 50er-Jahre änderte sich nicht viel, die Hashimoto-Thyreoiditis blieb eine exotische Kropfrarität.

1956 kam die Wende. Amerikanische Immunologen beschrieben erstmals Autoantikörper der Schilddrüse im Tierversuch. Damit war das Prinzip der Autoimmunität – das heißt, das Immunsystem attackiert körpereigene

Strukturen – etabliert. 1960 identifizierten die briti-
schen Immunologen Doniach und Roitt die Hashimoto-
Thyreoiditis als Autoimmunerkrankung und entdeckten
nachfolgend weitere derartige organspezifische Erkrankungen (Typ-1-Diabetes, perniziöse Anämie, Hepatitis). Heute sind mehr als 50 Autoimmunerkrankungen
bekannt, die zahlreiche Organsysteme betreffen.

Steckbrief der Krankheit

Die Hashimoto-Thyreoiditis ist eine entzündliche
Schilddrüsenerkrankung. Sie gilt als Prototyp der chronischen lymphozytären Schilddrüsenentzündung. Darüber
hinaus ist die Hashimoto-Thyreoiditis eine Autoimmunerkrankung, wobei im Krankheitsverlauf (zelluläre und
humorale) Immunreaktionen gegen Thyreoglobulin (TG)
und Thyreoperoxidase (TPO) stattfinden. Allgemeine
Kennzeichen sind zirkulierende Antikörper (TG-AK, TPO-
AK) gegen Schilddrüsenantigene, Kropfbildung (Struma),
Überschwemmung des Schilddrüsengewebes mit Lymphozyten sowie bevorzugt Symptome der Unterfunktion.
Abgesehen von der sporadisch beobachteten Ausheilung
in der Frühphase, gilt die Hashimoto-Thyreoditis als
nicht heilbar. Sie kann aber sehr gut behandelt werden.

Krankheitsverläufe

Früher unterschied man Hashimoto-Verläufe mit (sel-
tener) Vergrößerung der Schilddrüse (Kropf) und mit
(häufiger) Schrumpfung der Schilddrüse (atrophische

Form/Ord-Thyreoiditis). Heute spricht man einheitlich nur noch von Hashimoto-Thyreoiditis.

Da es sich um einen variabel aktiven, schleichenden Zerstörungsprozess von Schilddrüsengewebe handelt, beobachtet man eine bunte Mischung von Krankheitsverläufen mit sehr verschiedenen Symptomen. Anfangs kann eine Schilddrüsenüberfunktion auftreten, gelegentlich mit extremen Beschwerden (Hashitoxikose). Im weiteren Verlauf stehen meist Symptome der Schilddrüsenunterfunktion im Vordergrund, da sich der Anteil an intaktem Gewebe zunehmend verringert. Dies stiftet mitunter diagnostische Verwirrung. Spätere Untersuchungen zeigen dann, welche Erkrankung tatsächlich vorliegt.

Diffuse Beschwerden verunsichern den Patienten.

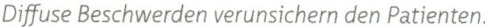

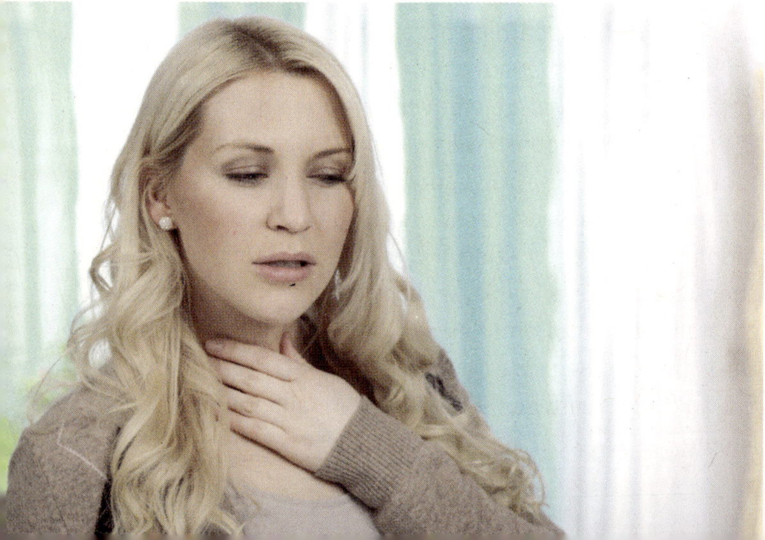

Noch komplizierter wird es, wenn die Hashimoto-Thyreoiditis mit anderen Autoimmunerkrankungen »vergesellschaftet« ist, was rätselhafte Beschwerden auslösen kann. Dies betrifft etwa 25 Prozent der Hashimoto-Patienten. Zusammenhänge mit der Hashimoto-Thyreoiditis werden unter anderem für die Krankheiten Vitiligo (Haut), Sklerodermie (Haut, Drüsen), Morbus Basedow (Schilddrüse), Morbus Addison (Nebenniere), Morbus Crohn (Darm), Myasthenia gravis (Muskulatur), Alopecia areata (Haare), Lupus erythematodes (Haut, Gelenke) und Zöliakie (Dünndarm) vermutet. Hashimoto-Thyreoiditis wird deshalb der Gruppe der polyendokrinen Autoimmunerkrankungen zugeordnet. Eine Polyendokrinopathie liegt dann vor, wenn mindestens zwei Autoimmunerkrankungen bestehen. Die Hashimoto-Thyreoditis und Morbus Basedow werden als Autoimmunthyreopathien bezeichnet.

Schweregrad und Verlauf der Erkrankung können sehr unterschiedlich sein. Es gibt Verläufe ohne nennenswerte Beschwerden ebenso wie solche mit vielgestaltiger schwerer Symptomatik: spontane Ausheilung, beschwerdefrei trotz Antikörpernachweis, unkompliziert (Hormonersatz), unkompliziert (Hormonersatz) mit zusätzlicher Autoimmunerkrankung, kompliziert mit oder ohne zusätzliche/r Autoimmunerkrankung trotz Hormonersatz. Die weit überwiegende Mehrzahl (etwa 80 Prozent) der Erkrankungen verursacht bei richtiger Behandlung nur leichte Beschwerden.

Krankheitshäufigkeit

Die Hashimoto-Thyreoiditis ist ein gutes Beispiel dafür, welchem Wandel medizinisches Wissen unterworfen ist. Einstmals als exotische Kropfvariante eingestuft, ist sie heute die häufigste Autoimmunerkrankung des Menschen und häufigste Ursache der Schilddrüsenunterfunktion. Pro Jahr sollen 22 von 100.000 Bundesbürgern neu erkranken. Schätzungsweise liegt die Häufigkeit in der Bevölkerung bei 3–10 Prozent. In den USA sind 1–1,5/1000 Einwohner betroffen.

Frauen erkranken häufiger als Männer (Deutschland: 5–10:1; USA: 8–12:1), bevorzugt im Alter von 30 bis 60 Jahren. Menschen jeden Alters, auch Kinder können betroffen sein. Die Hashimoto-Veranlagung ist erblich. Die Erkrankung kann familiär gehäuft vorkommen. Darüber hinaus hat man eine besondere Anfälligkeit in Lebensphasen mit hormoneller Umstellung beobachtet: Pubertät, Schwangerschaft, Wechseljahre, chronische Stressbelastung.

ZITAT

I. M. Roitt und Kollegen zeigten, dass die meisten Patienten mit Hashimoto-Krankheit vermehrt Thyreoglobulin-Antikörper aufweisen und dies ursächliche Bedeutung hat. Zwei separate Autoantigene sind bei Hashimoto-Krankheit identifiziert worden.
British Medical Journal 1961

Ursachen

Die genauen Ursachen der Hashimoto-Thyreoiditis sind bislang unbekannt. Bekannt ist hingegen, wie sich die Erkrankung der Schilddrüse entwickelt. Zunächst wandern unbemerkt Lymphozyten in die Schilddrüse ein (Infiltration). Der Schilddrüsenstoffwechsel bleibt normal. Dann verdichtet sich die lymphoide Zellinfiltration und die zerstörerische Schilddrüsenentzündung schreitet voran. In der Endphase kommt es zur bindegewebigen Veränderung des Schilddrüsengewebes, und man findet überwiegend Plasmazellen. Die feingewebliche Untersuchung zeigt einen entsprechenden Befund. Auch das Ultraschallbild weist darauf hin, dass Schilddrüsengewebe funktionslos geworden ist.

Immunmechanismen

Forschungsergebnisse weisen darauf hin, dass durch Antikörper (TPO-, TG-AK, TRAK) aktivierte Immunzellen Schilddrüsengewebe zerstören (Zytotoxizität). Die Aktivierung dieser sogenannten zytotoxischen T-Lymphozyten (CD8+), als Folge einer von T-Helferzellen (CD4+, TH1/TH2) beeinflussten Immunreaktion, soll besonders destruktiv wirken. Eine weitere Folge der T-Lymphozyten-Aktivierung ist die Mobilisierung von Fresszellen (Makrophagen). Zudem wird die Produktion von Entzündungssignalstoffen (Zytokine) in Gang gesetzt, was wiederum erneut Makrophagen anlockt. Salopp ausgedrückt: ein Teufelskreis der Selbstzerstörung.

Genmechanismen

Da Hashimoto-Thyreoiditis familiär gehäuft vorkommt, hat man nach auffälligen Genen gesucht. Offensichtlich ist das HLA-DR5-Gen ein geeigneter Kandidat: ein Rezeptor auf der Zelloberfläche (Oberflächenantigen, MHC-Klasse II), der durch den humanen Leukozyten-Antigen-Complex (HLA) auf Chromosom 6 kodiert wird. HLA-DR ist an weiteren Autoimmunerkrankungen beteiligt.

Darüber hinaus könnten Varianten des CTLA4-Gens (Cytotoxic T-lymphocyte Associated-4, CD152) für die Fehlregulation der T-Lymphozyten-Aktivität eine Rolle spielen. Der CTLA4-Rezeptor auf der Oberfläche von T-Zellen fungiert als »Ausschalter« einer Immunattacke und wird gleichfalls mit weiteren Autoimmunerkrankungen in Verbindung gebracht. Auch eine X-Chromosom-Inaktivierung ist im Gespräch. Salopp ausgedrückt: vage Anhaltspunkte, rätselhafte Vorgänge.

Symptome

Bei Hashimoto-Thyreoiditis können zahlreiche Beschwerden unterschiedlichster Art und Ausprägung auftreten. Es kommen oftmals Symptome sowohl der Hypo- oder Hyperthyreose als auch anderer Autoimmunerkrankungen zusammen vor. Andererseits profitiert die Mehrheit der Betroffenen von beschwerdefreien oder nur leicht symptomatischen Krankheitsverläufen, unter der Voraussetzung, dass individuell abgestimmt mit

Schilddrüsenhormonen behandelt wird. Dennoch gibt es Verlaufsformen, die manchmal rätselhafte und hartnäckige Beschwerden erzeugen.

Im klassischen Fall kommt es anfangs zu Symptomen der Schilddrüsenüberfunktion, die sich nachfolgend abschwächen und am Ende in eine chronische Unterfunktion übergehen. Variationen, wie etwa phasenweise abwechselnde Unter- und Überfunktion, sind möglich. Hashimoto-Thyreoiditis ist die häufigste Ursache für Symptome der Schilddrüsenunterfunktion.

Störungen der Schilddrüsenfunktion betreffen den ganzen Menschen, da Schilddrüsenhormone an den Zellen fast aller Organe andocken können. Deshalb treten sehr unterschiedliche Beschwerden im Störungsfall auf. Haut und Haare, Magen und Darm, Herz und Kreislauf, Gehirn und Nervensystem, die Psyche, die Muskulatur und das Fettgewebe können betroffen sein. Da Hashimoto-Thyreoiditis eine Autoimmunerkrankung ist, muss man zudem mit Symptomen rechnen, die auf die gestörte Immunfunktion zurückgehen.

Es ist mitunter schwierig, sich in dieser verwirrenden Vielfalt von Beschwerden zurechtzufinden. Da die Anpassung an schwankende Hormonspiegel meist langsam vor sich geht, dauert es oft Wochen, bis man die Symptome bemerkt. Zudem gibt es manchmal widersprüchliche Symptomkombinationen. Achten Sie auf die Signale Ihres Körpers und beraten Sie sich bei Problemen mit einem Hormonspezialisten (Endokrinologe).

Symptome der Unterfunktion

Beschwerden der Schilddrüsenunterfunktion (Hypothyreose) weisen am häufigsten auf eine Hashimoto-
Thyreoiditis hin. Da in der Regel zu wenig Schilddrüsenhormon im Blut ist, spürt man allgemeine Zeichen des
Energiemangels. Der Stoffwechsel arbeitet auf Spar-
flamme: Müdigkeit, Erschöpfung, gedrückte Stimmung,
Kreislaufschwäche, Darmträgheit, Haarausfall und
unerklärliche Gewichtszunahme. Wenn solche Symptome wochenlang anhalten, sollte man in jedem Fall die
Schilddrüsenfunktion überprüfen lassen!
Vor allem die hartnäckige Gewichtszunahme bei Hypothyreose ist ein noch ungelöstes Rätsel. Manchmal
nehmen Betroffene trotz Hormontherapie weiter zu.
Das weist darauf hin, dass Schilddrüsenstörungen eben
auch das Gleichgewicht anderer Hormone (Östrogene,
Androgene, Insulin, Leptin, Wachstumshormon) durch-
einanderbringen. Vereinzelt hilft hier die Umstellung von
T4- auf T3/T4-Hormonersatz. Wahrscheinlich ist auch
der Zuckerstoffwechsel bzw. die Glukoseverwertung
beeinträchtigt, was Fetteinlagerung fördert. Zudem können eine Insulinresistenz oder hormonaktive Eierstock-
zysten bei Frauen das Gewichtsproblem verschärfen.
Die Abklärung der Ursachen der Gewichtszunahme ist
empfehlenswert.
Typische Symptome niedriger Stoffwechselaktivität sind
die Kälteempfindlichkeit und Darmträgheit mit Verstopfung und Blähungen. Abführmittel helfen nur vorüber-

gehend. Nachts kann es zu Missempfindungen an den
Händen und Armen kommen (Kribbeln, »Einschlafen«).
Auch Herz und Kreislauf arbeiten am unteren Limit, was
sich durch Herzstolpern, trägen Puls und Ohrgeräusche
bemerkbar macht – und zwar in Ruhe auf dem Sofa
oder zur Schlafenszeit. Lust auf Sex (bei Frau und Mann)
kommt nicht auf, wenn man an Schilddrüsenunterfunktion leidet. Frauen erleben zudem Störungen der Mens-
truation, und der Kinderwunsch bleibt vorerst meist
unerfüllbar.
In der Regel verschwinden die Beschwerden, wenn die
passende Hormonersatztherapie durchgeführt wird.

Besonders Frauen leiden unter zunehmendem Körpergewicht.

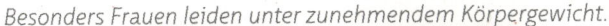

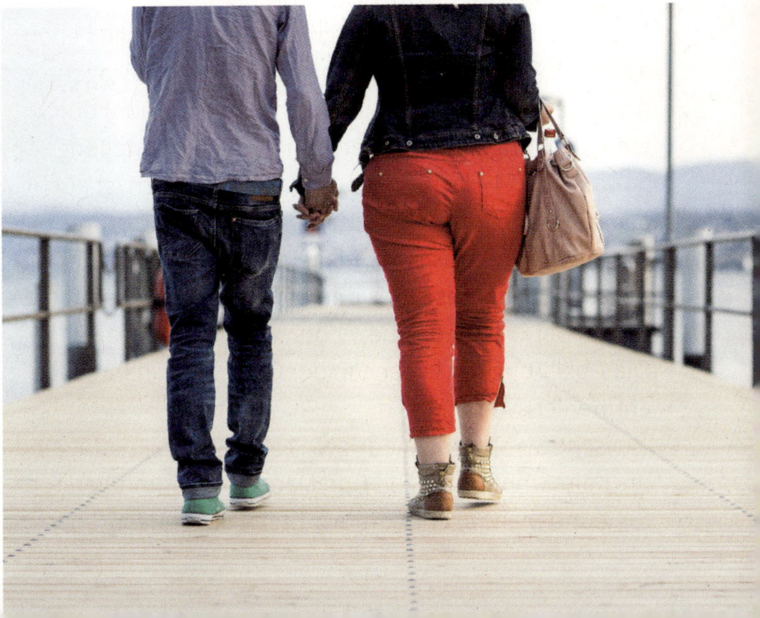

Symptomtabelle: Unterfunktion

Organe/Befindlichkeit	Beschwerden
Allgemeinbefinden	• Müdigkeit • Erschöpfung • Antriebsschwäche/Apathie • Kälteempfindlichkeit/Frieren • Schlafstörungen • Heiserkeit (Stimmbandödem)
Psyche/Gehirn/Nervensystem	• Konzentrations-/Gedächtnisstörungen • depressive Verstimmung • Angst-/Panikattacken • Reizbarkeit • Wesensveränderung • Schwindel • Missempfindungen (Kribbeln) • nachlassendes Hörvermögen, Tinnitus • leichte Sehstörungen
Herz/Kreislauf	• Herzstolpern • hoher Blutdruck • langsamer Puls • Atemnot • selten: Blutgerinnungsstörung

Organe/Befindlichkeit	Beschwerden
Magen/Darm	• Verstopfung • Blähungen • Übelkeit
Haut/Haare	• gelbliche Hautfarbe • teigige, trockene Haut • Schwellungen (Augen-, Myxödem) • schuppende, juckende Kopfhaut • stumpfe, brüchige Haare und Nägel • Haarausfall
Muskulatur	• Nackenschmerzen/-verspannung
Fettgewebe	• starke Gewichtszunahme
Sexualität	• Zyklusstörungen • Unfruchtbarkeit • Erektionsschwäche • Libidoverlust (sexuelles Verlangen vermindert)

Symptome der Überfunktion

Manche Hashimoto-Patienten erleben anfangs das genaue Gegenteil einer Energiekrise, verursacht durch eine Überschwemmung mit Schilddrüsenhormonen. Da Schilddrüsengewebe von Immunzellen attackiert und zerstört wird, fluten die gespeicherten Hormone ins Blut. Beschwerden der Schilddrüsenüberfunktion (Hyperthyreose) können dann auftreten. Zusätzlich tragen durch Antikörper (TRAK) stimulierte TSH-Rezeptoren auf Schilddrüsenzellen zur Überfunktion bei.

Symptome, die das Allgemeinbefinden beeinträchtigen, stehen im Vordergrund: Unruhe, Nervosität, Schweißausbrüche oder Schlafstörungen. Manche Symptome entwickeln sich schleichend oder treten urplötzlich auf. Gelegentlich werden sie auch kaum bemerkt oder aktuellen Problemen und Belastungen zugeordnet. Oft sucht man deshalb nicht den Arzt auf, kann sich später aber an solche Symptome erinnern.

Man könnte fast denken, es handelt sich um einen manisch-depressiven Zustand, eine Achterbahnfahrt intensiver Emotionen, positiv wie negativ. Andererseits ist man rasch erschöpft, selbst bei geringster Belastung. Angst und Panik machen sich breit, die Hände zittern, und nachts fehlt erholsamer Schlaf.

Bei Frauen gerät der Menstruationszyklus auch bei Überfunktion durcheinander. Manche Menschen leiden besonders unter Muskelbeschwerden. Andere beunruhigt vor allem die wilde Herzaktion. Tatsächlich ist es wichtig, bei autoimmuner Schilddrüsenerkrankung das Herz kardiologisch untersuchen zu lassen. In der Regel gibt es eine Entwarnung.

Die Extremform der Schilddrüsenüberfunktion ist die thyreotoxische Krise (Hashitoxikose). Sie kann innerhalb von Stunden oder Tagen auftreten und lebensbedrohlich sein: Herzjagen, Hitzewallungen, Austrocknung, Unruhe, Zittern, Bewegungsdrang, Somnolenz, Psychose, Koma. Der Auslöser kann Wochen zurückliegen und ist eine übermäßige Jodbelastung: Kontrastmittel oder Medikamente (z. B. Amiodaron), Absetzen von Hormonblockern (Thyreostatika), Kropfoperation (Strumaresektion) oder Begleiterkrankungen. Bei Hashimoto-Thyreoiditis mit Symptomen der Überfunktion sind Hormonblocker (Thyreostatika) unwirksam.

INFO

THYREOTOXISCHE KRISE

Verstärkt sich die Schilddrüsenüberfunktion bei Hashimoto-Thyreoiditis urplötzlich, spricht man von Hashitoxikose. In der Anfangsphase der Erkrankung führt die Zerstörung von Schilddrüsengewebe zur Freisetzung von reichlich Hormonen. Meist sind die Beschwerden nicht extrem stark ausgeprägt und klingen innerhalb von Wochen ab. Schilddrüsenblocker helfen nicht. Betablocker können Symptome lindern.

Symptomtabelle: Überfunktion

Organe/Befindlichkeit	Beschwerden
Allgemeinbefinden	• Hitzeempfindlichkeit • Schlafstörungen
Psyche/Gehirn/Nervensystem	• Nervosität • Unruhe • Reizbarkeit • Händezittern (Tremor) • Angst-/Panikattacken
Herz/Kreislauf	• Herzklopfen • Herzjagen • schneller Puls • Blutdruck(-amplitude) erhöht
Magen/Darm	• Heißhunger • Durstgefühl • häufiger Stuhldrang • weicher Stuhl
Haut/Haare	• Schweißausbrüche • warme, feuchte Haut • Haarausfall
Muskulatur	• Muskelschwäche • Muskelschmerzen • Gelenkprobleme
Fettgewebe	• Gewichtsabnahme
Sexualität	• Zyklusstörungen • Unfruchtbarkeit

Symptome von Autoimmunerkrankungen

Die Mehrzahl der Hashimoto-Patienten profitiert vom Hormonersatz und bleibt dann weitgehend beschwerdefrei. Da die Hashimoto-Thyreoiditis eine Autoimmunerkrankung ist, kommen spezifische und unspezifische Symptome vor, die durch Fehlfunktionen des Immunsystems entstehen.

Störungen der Schilddrüse kompromittieren den ganzen Menschen, Störungen des Immunsystems ebenso. Wie das zentrale Nervensystem verfügt auch das Immunsystem über Lernfähigkeit, Gedächtnisbildung, eine komplexe kommunikative Infrastruktur und ist hochgradig vernetzt. Kommt es zu autoimmunen Fehlfunktionen, können sich organspezifische Erkrankungen entwickeln. Die zugrunde liegenden Mechanismen solcher Erkrankungen weisen gewisse Ähnlichkeiten auf.

Dies hat zur Folge, dass mehrere Autoimmunerkrankungen in unterschiedlicher Ausprägung gleichzeitig vorliegen können. In der Medizin spricht man dann vom Polyendokrinopathie-Syndrom (PAS), wenn mindestens zwei Autoimmunerkrankungen mit Drüsenbeteiligung im Spiel sind. Im Zusammenhang mit der Hashimoto-Thyreoditis werden Symptomkombinationen durch Mitbeteiligung von Nebenschilddrüsen/-nieren und Pilzerkrankungen der Haut/Schleimhäute (PAS I) sowie durch Mitbeteiligung der Nebennieren und/oder Diabetes Typ I und/oder andere Autoimmunerkrankungen (PAS II) unterschieden.

INFO

ENDOKRINE ORBITOPATHIE

- Krankhafte Veränderung an den Augen ist ein typisches Symptom des Morbus Basedow, eine autoimmune Schilddrüsenerkrankung mit Überfunktionsbeschwerden. Die Symptome der endokrinen Orbitopathie umfassen leichte Augenprobleme (Tränenfluss, Trockenheit, Lichtempfindlichkeit, Fremdkörpergefühl) sowie ausgeprägte Hyperthyreose-Symptome mit Kropfbildung und aus den Augenhöhlen hervortretenden Augäpfeln (Exophthalmus).

- Die Ursachen sind unbekannt. Autoimmunreaktionen gegen Fett- und Muskelgewebe in den Augenhöhlen mit Bildung von Autoantikörpern gegen TSH-Rezeptoren (TRAK) werden vermutet.

- Bei Hashimoto-Thyreoiditis kommt die endokrine Orbitopathie nur selten vor. Gelegentlich beobachtet man Mischformen von Hashimoto-Thyreoiditis und Morbus Basedow.

Darüber hinaus gibt es zahlreiche Autoimmunerkrankungen, die zusätzlich zur Hashimoto-Thyreoiditis unspezifische und organspezifische Beschwerden verursachen können. Unspezifische Immunsymptome weisen auf eine gewisse Abwehrschwäche des Systems hin: Müdigkeit, Krankheitsgefühl, Infektanfälligkeit, Stimmungsschwankungen, Verdauungs-, Hautprobleme, Muskel-, Gelenkschmerzen oder Lymphknotenschwellung. Organspezifische Symptome können dem jeweils betroffenen Organ zugeordnet werden. Manchmal hilft bei schwerer Ausprägung nur die Dämpfung der Immunaktivität mit Kortison.

Bei etwa einem Viertel der Patienten mit Hashimoto-Thyreoiditis werden zusätzliche Autoimmunerkrankungen beobachtet oder sie liegen schon vor. Bei rätselhaften oder ungewöhnlichen Symptomen hilft das Gespräch mit einem für das betroffene Organ zuständigen Facharzt weiter.

◆ **Alopecia areata** Auf der Kopfhaut kommt es zum Haarausfall, wobei sich kreisrunde Kahlstellen bilden. Häufig verschwindet das Symptom ohne Behandlung spontan, und die Haare wachsen nach. Je nach Immunaktivität tritt dieses Phänomen wiederholt auf.

◆ **Diabetes mellitus** Meist im Jugendalter kommt es zur Immunattacke gegen Inselzellen in der Bauchspeicheldrüse, was zum Verlust der Insulinproduktion und zum Diabetes mellitus Typ 1 führt. Wenn man die Symptome (Durst, Harndrang, Gewichtsabnahme) bemerkt, ist es meist schon zu spät. Jeder zehnte Typ-1-Diabetiker muss später mit einer Hashimoto-Thyreoiditis rechnen. Eine

»Nebenwirkung« der Schilddrüsenunterfunktion ist die ausgeprägte Gewichtszunahme. Übergewicht beeinträchtigt den Zuckerstoffwechsel, fördert langfristig die Insulinresistenz und birgt die Gefahr, an Diabetes Typ 2 zu erkranken.

◆ **Endometriose** Bei gebärfähigen Frauen nistet sich gebärmutterschleimhautartiges Gewebe in den Eierstöcken oder der Gebärmutter ein, was Zyklusstörungen verursacht. Hormonelle oder operative Therapien sind möglich.

◆ **Lupus erythematodes** Die Autoimmunerkrankung gehört zu den sogenannten Kollagenosen und verursacht sehr unterschiedliche Symptome. Typisch sind ein schmetterlingsförmiger roter Hautausschlag im Gesicht, Fieber und Gelenkbeschwerden.

◆ **Morbus Addison** Die Unterfunktion der Nebennierenrinde verursacht ein Defizit an wichtigen Hormonen (Cortisol, Aldosteron, Androgene). Typisch sind die Braunverfärbung der Haut, vor allem an den Handflächen und der Mundschleimhaut, sowie zahlreiche spezifische/unspezifische Symptome. Die Erkrankung wird durch Hormonersatz behandelt.

◆ **Morbus Crohn/Colitis ulcerosa** Leistungsschwäche, Fieber, Bauchschmerzen, Verdauungsstörungen, Durchfälle oder Stuhlgang mit Blutauflagerung können auf entzündliche Darmerkrankungen hinweisen. Wie bei anderen Autoimmunerkrankungen beobachtet man einen schubweisen Verlauf. Zur Behandlung wird etwa Kortison eingesetzt.

◆ **Myasthenia gravis** Bei der belastungsabhängigen Muskelschwäche kann man kaum die Augenlider offen halten. Die mimische Muskulatur, Mund-, Zungen-, Hals- und Nackenmuskulatur sind beeinträchtigt. Auch Probleme mit der Atmung und Gleichgewichtsstörungen kommen vor. Die Erkrankung wird medikamentös oder operativ behandelt.

◆ **Perniziöse Anämie** Die Entzündung der Magenschleimhaut verursacht Blutarmut, Magenprobleme, Zungenbrennen, Vitamin-B12-Mangel und unspezifische Immunsymptome. Hashimoto-Thyreoiditis ist häufiger mit perniziöser Anämie vergesellschaftet. Die Bestimmung des Vitamin-B12-Spiegels im Blut wird empfohlen. Falls nötig behandelt man dauerhaft mit Vitamin-B12-Spritzen.

◆ **Rheumaerkrankungen** Gelenkprobleme sind ein typisches Symptom zahlreicher Autoimmunerkrankungen: chronische Polyarthritis, rheumatoide Arthritis, Lupus erythematodes, Sjögren-Syndrom, Sklerodermie, Sarkoidose u. a. Bei Hashimoto-Thyreoiditis können sich im weiteren Verlauf durchaus Gelenkbeschwerden einstellen. In diesem Fall ist der Rheumatologe Ansprechpartner.

◆ **Sarkoidose** Es handelt sich um eine entzündliche Systemerkrankung, die unspezifische Immunsymptome verursacht. Gelenkbeschwerden und bläulich-rötliche Hautveränderungen (Erythema nodosum) können hinzukommen. Das Erythema nodosum ist auch eine mögliche Begleiterscheinung der Hashimoto-Thyreoiditis. Es heilt in der Regel spontan ab oder wird mit Kortison behandelt.

◆ **Vitiligo** Die sogenannte Weißfleckenkrankheit kommt häufig zusammen mit Hashimoto-Thyreoiditis vor. Immunzellen attackieren Pigmentzellen, und die Haut entfärbt sich. Die Haut von Vitiligo-Patienten ist besonders lichtempfindlich. Optimaler Schutz vor Sonnenlichtstrahlung ist Pflicht.

◆ **Zöliakie** Die sogenannte Sprue ist eine Autoimmunerkrankung und zugleich ein vermeidbarer Risikofaktor der Hashimoto-Thyreoiditis. In Getreide vorkommendes Gluten löst Immunreaktionen aus, die Entzündungen im Darm verursachen. Zu den Symptomen gehören schwere Verdauungsstörungen, Nährstoffmangel, Blähungen und abnorme Stühle. Beschwerden kann man oftmals durch glutenfreie Ernährung vorbeugen.

Risikofaktoren

Die genauen Ursachen und Mechanismen der Hashimoto-Thyreoiditis sind unklar. Man kennt aber Faktoren
und Bedingungen, die zum Erkrankungsrisiko beitragen.
Hierzu gehören angeborene oder erworbene genetische
Eigenschaften, hormonelle, infektiöse, immunologische
und umweltbedingte Einflüsse. Manche Hashimoto-
Risikofaktoren können günstig beeinflusst werden.

Genetische Faktoren

Oftmals wird die Anfälligkeit für Hashimoto-Thyreoditis
an den Nachwuchs weitergegeben, wenn Vater oder
Mutter erkrankt sind. Beobachtungen zeigen, dass bei
Verwandten ersten Grades die Erkrankungswahrschein-
lichkeit um mehr als 50 Prozent erhöht ist. Ob, wann
und wie ausgeprägt die Betroffenen erkranken, lässt
sich aber nicht voraussagen. Zudem prädisponiert auch
das Geschlecht für eine erhöhte Krankheitsanfälligkeit:
Frauen sind schätzungsweise bis zu 12-mal häufiger von
Hashimoto-Thyreoiditis betroffen als Männer. Man weiß
auch, dass chromosomale Störungen (Mono-X, XXY, Tri-
somie 21) meist mit Antikörpern gegen Thyreoglobulin
(TG) und Thyreoperoxidase (TPO) assoziiert sind.
Bei familiärer Hashimoto-Neigung fand man beispielsweise in Großbritannien heraus, dass das HLA-DR5-Gen mit
einem dreifach erhöhten Erkrankungsrisiko assoziiert ist.
Weitere HLA-Gruppen, die das Hashimoto-Risiko erhöhen, sind HLA-58, HLA-DR3, DQB 1 031. Histokompati-

bilitäts-Antigene (HLA) enthalten in gewisser Weise den Identifikationscode von Körpergeweben, was die Unterscheidung von körpereigen/körperfremd ermöglicht. Körperfremde Strukturen werden vom Immunsystem angegriffen und vernichtet. Enthält der HLA-Code Fehlinformationen über die Zugehörigkeit von Schilddrüsengewebe, kann eine Hashimoto-Thyreoiditis ausgelöst werden. Ist das Gen für den »Abbruch« (downregulation) einer Immunattacke (CTLA-4) abnorm verändert (Polymorphismus), zerstören zytotoxische T-Lymphozyten ungehindert das eigene Schilddrüsengewebe. Auch beim autoimmunen Typ-1-Diabetes soll diese Genveränderung eine Rolle spielen.

Um tatsächlich an Hashimoto-Thyreoditis zu erkranken, müssen vermutlich weitere Faktoren hinzukommen: Umwelteinflüsse, Autoimmundisposition, hormonelle oder psychische Belastung. Einen leicht erhöhten Thyreoidea-Antikörperspiegel findet man auch bei Gesunden.

Infektionen

Es gibt die Vermutung, dass Infektionen (Bakterien und Viren) Auslöser für Hashimoto-Thyreoiditis sein könnten. Die Abwehr von Krankheitserregern gehört zu den Hauptaufgaben des Immunsystems. Kommt es hier zu Verwechslungen oder Identifikationsproblemen bei Mikroorganismen, greifen Immunzellen körpereigenes Gewebe an. Bei einer Infektion fertigt das Immunsystem einen »Steckbrief« (Antigene) verdächtiger Erreger an.

Ist die Ähnlichkeit des »Gesuchten« zu groß, werden mitunter Antikörper gegen eigene Schilddrüsenzellen eingesetzt. Auch Retroviren (wie HTLV), die ihr Erbgut in Zellen einschleusen, kommen als Auslöser von Autoimmunreaktionen infrage.

Auf der Suche nach Hashimoto-Auslösern stieß man schnell auf die »üblichen Verdächtigen«, weitverbreitete Erreger wie HTLV-1 (Humanes T-Zell-Leukämie-Virus 1), Enterovirus (Kinderlähmung, Meningitis u. a.), Rubella (Rötelnvirus), HSV/HHV-6A (Herpes), VZV (Gürtelrose), Mumpsvirus, EBV (Pfeiffersches Drüsenfieber), Parvovirus (Hirntumoren). Virusinfektionen könnten erklären, dass in einer Familie beide Partner und Haustiere (Hund, Katze) von einer Autoimmunerkrankung der Schilddrüse betroffen sind. Spezielle Schutzmaßnahmen gegen solche Erreger gibt es nicht.

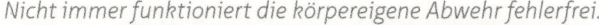

Nicht immer funktioniert die körpereigene Abwehr fehlerfrei.

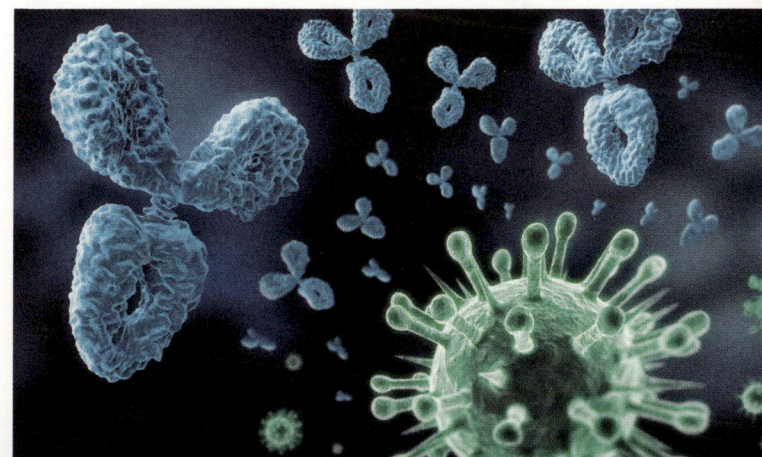

Jodbelastung

Kein Zweifel, die Schilddrüse braucht Jod, um Hormone zu produzieren. Und ja, die Bewohner meeresferner Regionen haben aufgrund von Jodmangel ein höheres Risiko, einen Kropf (Struma) zu bekommen. Aus diesem Grund führte man im 20. Jahrhundert die Anreicherung von Speisesalz und Tierfutter mit Jod ein (in der Schweiz seit 1922). Heute sind jodierte Lebensmittelprodukte allgegenwärtig, wobei Jod nicht immer als Inhaltsstoff deklariert ist.

Vor dem Hintergrund, dass die Häufigkeit autoimmuner Schilddrüsenerkrankungen zunimmt, stellen sich viele Fragen: Ist der Jodmangel hierzulande noch ein solch dringendes Problem wie vor 100 Jahren? Birgt die Jodierung nicht das Risiko einer Jodbelastung? Verträgt jede Schilddrüse eine latente Jodzufuhr, die nach festen Grenzwerten erfolgen soll? Kommt es nicht im Einzelfall zunehmend häufiger zum Überangebot? Sollte man nicht besser selbst entscheiden, wie hoch die Jodzufuhr für die individuell bedarfsgerechte Kropfprophylaxe sein muss? Ist das überhaupt möglich?

Es besteht der Verdacht, dass Jod in angereichertem Speisesalz und als Nahrungsergänzung ein Auslöser bzw. Risikofaktor der Hashimoto-Thyreoiditis ist. In der Tat gibt es Anhaltspunkte dafür. Studiendaten aus Ländern mit gesetzlich verpflichtender Salzjodierung (z. B. Österreich) zeigen, dass es nach Einführung erhöhter Jodierung zur erhöhten Häufigkeit von Autoimmun-

TIPP

Der richtige Umgang mit Jod

◆ Wer an einer Autoimmunerkrankung der Schilddrüse leidet oder familiär disponiert ist, sollte die Jodzufuhr genau im Auge behalten, um eine zusätzliche Belastung zu vermeiden. Das bedeutet: Verzicht auf jodhaltige Nahrungsergänzung und jodiertes Speisesalz, Kontrolle des Jodgehalts von Lebensmittelprodukten.

◆ Wer an einer anderen Autoimmunerkrankung leidet oder allergisch veranlagt ist, sollte gleichfalls zusätzliche Jodbelastungen unbedingt vermeiden. Bevorzugen Sie Speisesalz ohne irgendwelche zusätzlichen Anreicherungen.

◆ Wenn Kropfbildung in der Familie bekannt ist, sollten Sie Ihre Schilddrüsenwerte unbedingt kontrollieren lassen, um einen möglichen Jodmangel auszuschließen.

◆ Gesunde Menschen, die sich ausgewogen und abwechslungsreich ernähren und regelmäßig Fisch/Meeresfrüchte verzehren, müssen nicht zwangsläufig mit einem Jodmangel rechnen, wenn sie nicht-jodiertes Speisesalz verwenden.

◆ Jede Schilddrüse hat einen auf das individuell optimale Hormongleichgewicht abgestimmten Jodbedarf. Jodzufuhrempfehlungen und Grenzwerte bieten nur eine grobe Orientierung.

erkrankungen der Schilddrüse kommt. Ein solcher Effekt wurde auch in China, der Türkei und Sri Lanka beobachtet.

Kritiker bemängeln nicht den hohen Jodgehalt von Seefisch, sondern die Jodierung von Tierfutter, was den Jodgehalt von Milch, Milchprodukten und Eiern aus manchen Ländern ansteigen lässt – ohne dass der Verbraucher davon erfährt. Deshalb erlaubt die EU-Lebensmittelsicherheitsbehörde seit 2005, die Tierfutterjodierung zu verringern, um Gesundheitsschäden vorzubeugen. Außerdem hat man via Verordnung die Obergrenzen für Tierfutter (Hühner und Kühe) halbiert. Der Grenzwert beträgt 5 mg/kg Jod. Dennoch ist es trotz Einhaltung des Grenzwerts nach wie vor möglich, dass Kuhmilch 400–1200 μg/l Jod enthalten kann. Wer solche Produkte konsumiert, bekommt mit einem Liter Milch ein Vielfaches der empfohlenen Tagesdosis (150–200 μg) ab. Deutsche Milch enthält im Durchschnitt 100 μg/l Jod. Laut der Weltgesundheitsorganisation (WHO) ist eine Jodausscheidung von mehr als 300 μg Jod/l im Urin gesundheitsschädlich.

Als relativ gesichert gilt heute, dass exzessive und unkontrollierte Jodzufuhr autoimmune Schilddrüsenerkrankungen durchaus auslösen kann. Sehr hohe Joddosen sind beispielsweise durch Anwendung von jodhaltigen Kontrastmitteln oder bestimmte Arzneimittel möglich (z. B. Amiodaron). Auch jodhaltige Tinkturen können ein erhebliches Risiko darstellen.

Arzneistoffe

Manche Medikamente sind bekannte Auslöser einer Hashimoto-Thyreoditis. Dazu gehört neben dem jodhaltigen Herzmittel Amiodaron auch Interferon-alpha, das bei Hepatitis C oder Multipler Sklerose eingesetzt wird. In manchen Fällen verschwindet die Schilddrüsenerkrankung, wenn man das Medikament absetzt. In anderen Fällen müssen alternative Medikamente gefunden werden.

Antivirale HIV-Medikamente erwiesen sich gleichfalls als Auslöser autoimmuner Schilddrüsenerkrankungen (Hashimoto-Thyreoiditis, Morbus Basedow). Dasselbe gilt für Lithium, das zur Behandlung psychischer Erkrankungen (z. B. bipolare Erkrankung) benutzt wird. Wenn eine Hashimoto-Thyreoiditis vorliegt, sollte man Lithium nicht einnehmen, da es die Hormonbildung in der Schilddrüse hemmt und das Immunsystem kompromittiert.

Vitamin-D-Mangel

Die kurz- und langfristigen Folgen von Vitamin-D-Mangel sind vielfach unterschätzt. Über die Haut werden aus Cholesterin plus Sonnenstrahlung (UV-B) 90–95 Prozent des Vitamin D-Vorrats produziert (auch bei Tieren). Nur etwa 10 Prozent werden über die Nahrung aufgenommen. Vor allem fetter Fisch (z. B. Wildlachs, Thunfisch), Innereien, tierisches Fett, Eier und Milch enthalten reichlich Vitamin D.

Man könnte Vitamin D fast als Universaltonikum bezeichnen. Es stärkt die Knochen, beeinflusst das Immunsystem günstig, macht abwehrstark, verbessert das Koordinationsvermögen, wirkt blutdrucksenkend und muskelaufbauend, stimmungsstabilisierend, anti-thrombotisch und antientzündlich. Man weiß heute, dass zu wenig Vitamin D im Blut nicht nur ein unabhän-giger Risikofaktor für den Herzinfarkt ist, sondern auch

INFO

VITAMIN-D-MANGEL

◆ Vitamin-D-Mangel ist weitverbreitet. Oftmals kommt es zu unerklärlichen Beschwerden und Erschöpfungs-zuständen, wenn zu wenig Vitamin D im Blut ist. Die konsequente Einnahme von Vitamin D wird nach-drücklich empfohlen, spätestens ab dem 50. Lebens-jahr.

◆ Ausreichend hohe Vitamin-D-Spiegel, vor allem in den Wintermonaten, schützen vor Grippe- und Asthma-Attacken, vor Osteoporose, Bluthochdruck, Migräne, Immunerkrankungen und Krebs.

◆ Lassen Sie Ihren Vitamin-D-Wert (25(OH)D) im Blut bestimmen. Liegt ein Mangel (unter 40 ng/l) vor, kann Ihnen Ihr Arzt die Einnahme von Vitamin D in angemessener Dosierung verordnen (Tabletten/Tropfen).

für Schlaganfall, Diabetes, Multiple Sklerose, Muskel-, Nerven- und Knochenbeschwerden, Krebserkrankungen sowie Depression eine wichtige Rolle spielt. Die immunstärkende Rolle von Vitamin D im Zusammenhang mit zahlreichen Krebserkrankungen ist mittlerweile gut untersucht.

Vitamin-D-Mangel ist weitverbreitet, bleibt meist unbemerkt und wird auch mit Autoimmunerkrankungen in Verbindung gebracht. Studien zeigten, dass bei 90 Prozent der Patienten mit autoimmuner Schilddrüsenerkrankung mit einem Vitamin-D-Defizit gerechnet werden muss, da ein Gendefekt des Vitamin-D-Rezeptors die Wirkung am Gewebe beeinträchtigt. Für Hashimoto-Patienten sollten deshalb die empfohlenen Vitamin-D-Blutspiegel im oberen Grenzbereich liegen (60–80 ng/l 25 (OH)D).

Selenmangel

Das Spurenelement Selen ist Bestandteil wichtiger Enzyme und wird anstelle von Schwefel in Aminosäuren (Cystein, Methionin) eingebaut. Insbesondere spielt das Enzym Glutathionperoxidase eine wichtige Rolle als körpereigener antioxidativer Schutzfaktor gegen Sauerstoffradikale, die bei allen Stoffwechselprozessen anfallen. Glutathionperoxidase benötigt Selen. Darüber hinaus sind selenhaltige Enzyme auch für den Schilddrüsenstoffwechsel und das Immunsystem von Bedeutung. Insbesondere Fleisch und alle Meerestiere enthalten reichlich Selen. Getreide und Hülsenfrüchte sind gleichfalls selenreich. Der Selengehalt von Nahrungsmitteln ist vom Boden im Anbaugebiet abhängig. Die Länder Europas, insbesondere Deutschland, gelten als Regionen, die mit Selen unterversorgt sind. Rheumatische, entzündliche und infektiöse Erkrankungen sowie manche Krebserkrankungen können durch eine ausreichend hohe Zufuhr von Selen günstig beeinflusst werden. Auch Patienten mit autoimmunen Schilddrüsenerkrankungen haben auffallend niedrige Selen-Blutspiegel, ihr Selenbedarf ist erhöht. Derzeit wird bei Hashimoto-Thyreoiditis eine Nahrungsergänzung mit 200 µg Selen täglich empfohlen.

Glutenintoleranz

Die Unverträglichkeit von Klebereiweiß (Gluten) in Getreideprodukten veranschaulicht, dass sich aus einer Immunreaktion gegenüber dem »Fremdstoff« Gluten (den die meisten Menschen gut vertragen) eine Autoimmunerkrankung des Dünndarms entwickeln kann (Zöliakie). Studien zeigten, dass es zwischen Hashimoto-Thyreoiditis und Glutenintoleranz enge Beziehungen gibt. Möglicherweise weist die Molekularstruktur von Gluten Ähnlichkeiten mit Schilddrüsenstrukturen auf. Gluten ist demnach ein beeinflussbarer Risikofaktor der Hashimoto-Thyreoiditis.

Die Häufigkeit der Glutenintoleranz in Deutschland beträgt schätzungsweise 1:500 (USA = 1:100). Bleibt die Störung unbemerkt, kann man von unerklärlichen Symptomen heimgesucht werden, da das Immunsystem ständig damit beschäftigt ist, den »Fremdkörper« Gluten zu bekämpfen. Die Wahrscheinlichkeit von Fehlreaktionen steigt an. Anzeichen sind Blähungen, Bauchschmerzen, abwechselnd Durchfall und Verstopfung, fettiger Stuhl. Eisenmangel, Abgeschlagenheit und Abwehrschwäche (Aphthen, Infekte) kommen hinzu. Hashimoto-Patienten wird geraten, sich möglichst glutenfrei zu ernähren. Gelegentlich beobachtet man dann erstaunliche Verbesserungen der Schilddrüsenwerte und der Befindlichkeit.

INFO

LAKTOSE-/KASEININTOLERANZ?

- Liegt eine Glutenintoleranz oder Zöliakie vor, kann sich zusätzlich eine Milchzuckerunverträglichkeit (Laktoseintoleranz) entwickeln. Es stellt sich hier die Frage, ob man als Hashimoto-Patient auch noch auf laktosehaltige Lebensmittel verzichten sollte (Milch, Rahm, laktosehaltige Fertigprodukte).
- Das Eiweiß Kasein ist in allen Kuhmilchprodukten enthalten. Beobachtungen zufolge soll Kaseinverzicht der Gesundheit der Schilddrüse zuträglich sein. In manchen Hashimoto-Fällen führte die gluten- und kaseinfreie Ernährung zu besten Ergebnissen.

Psychische Belastung

Die Auswirkungen psychischer Belastungen durch traumatische Ereignisse und Stress auf das Immunsystem werden oft unterschätzt. Zudem führen die Leistungsanforderungen der postmodernen Informationsgesellschaft oftmals dazu, dass man chronische Stresszustände akzeptiert – das ist keine gute Idee. Stressreaktionen stimulieren die Produktion freier Sauerstoffradikale. Da hat dann das Immunsystem viel zu tun, um die eigenen Zellen vor Schäden zu schützen. Überwiegen längere Zeit oxidative Stoffwechselprodukte, nehmen die Krankheitsanfälligkeit und die Fehlerquote des Immunsystems zu. Das hat damit zu tun, dass Stress vom Körper als Alarmsignal verstanden wird, infolgedessen sich der Stoffwechsel auf »Kampf oder Flucht (Fight Or Flight)« einstellt. Hierzu gehört die Ausschüttung des Stresshormons Cortisol. Das ist auf Dauer ungesund und kompromittiert irgendwann nicht nur die psychische, sondern auch die physische Gesundheit. Die Schilddrüse reagiert besonders empfindlich auf hohe Stresspegel, da sie eng mit dem zentralen Nervensystem vernetzt ist. Hinzu kommen Hormonwirkungen, die gleichfalls die Psyche beeinflussen. Hier gerät man leicht in einen Teufelskreis. Sind doch die Symptome der Schilddrüsenerkrankung selbst schon Stress pur, insbesondere die Gewichtszunahme. Hashimoto-Patienten sind gut beraten, Stresszustände möglichst zu vermeiden. Sie werden sehen, es lohnt sich, ein gelassenes Gemüt zuzulegen.

Hormonelle Veränderungen

Das weibliche Geschlecht per se ist ein Risikofaktor für Autoimmunerkrankungen. Hinzu kommen hormonelle Veränderungen durch Pubertät, Schwangerschaft, Geburt, Wochenbett und die Wechseljahre. Da die Schilddrüse mit verschiedenen Hormonsystemen kooperiert, wird in solchen Lebensphasen häufiger eine Hashimoto-Thyreoiditis ausgelöst. Das Wochenbett gilt als gesicherter Auslöser. Man vermutet, dass (definitiv »fremde«) versprengte fetale Zellen im Körper der Mutter eine Ursache der Immunreaktion sind. Schwangerschaft und Wochenbett sind auch bekannte Auslöser anderer Autoimmunerkrankungen.

Die Schwangerschaft ist eine hormonelle Herausforderung für den Körper.

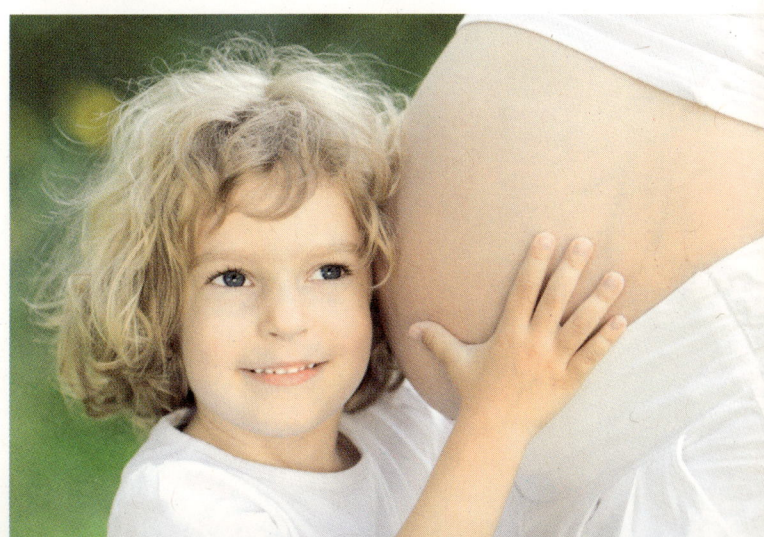

Während der Schwangerschaft sind die Blutspiegel der weiblichen Sexualhormone (Östrogen, Progesteron) hoch, sinken nach der Geburt aber dramatisch ab. Androgene (z. B. Testosteron) und Progesteron haben immundämpfende Wirkung. Aus diesem Grund haben Frauen in der Schwangerschaft meist kaum Schilddrüsenbeschwerden. Östrogen hingegen wirkt stimulierend und dämpfend.

In den Wechseljahren, wenn die Östrogenspiegel im Blut sinken, kommt es zu bekannten Symptomen wie Hitzewallungen, Nervosität, Reizbarkeit und Schlafstörungen. Dies sind aber auch Symptome von Funktionsstörungen der Schilddrüse. Die Hashimoto-Thyreoiditis tritt gehäuft bei Frauen im Alter von 45 bis 55 Jahren auf, die Zeit der Wechseljahre. Deshalb ist die Untersuchung der Schilddrüsenfunktion in diesem Lebensabschnitt empfehlenswert.

Das Gleichgewicht der Sexual- und Schilddrüsenhormone wird von Hypothalamus und Hypophyse gesteuert. Dabei geht es um die Balance weiblicher Hormone (Östrogene) sowie um die Balance weiblicher und männlicher Hormone (Androgene). Störungen der Schilddrüsenfunktion bei Hashimoto-Thyreoiditis verursachen somit häufig Störungen des Hormongleichgewichts. Bei Verdacht auf Störung des weiblichen Hormonsystems wird die Untersuchung folgender Laborwerte empfohlen: Östradiol, Progesteron, Prolaktin, Testosteron, Androstendion, DHEA, SHBG, LH/FSH.

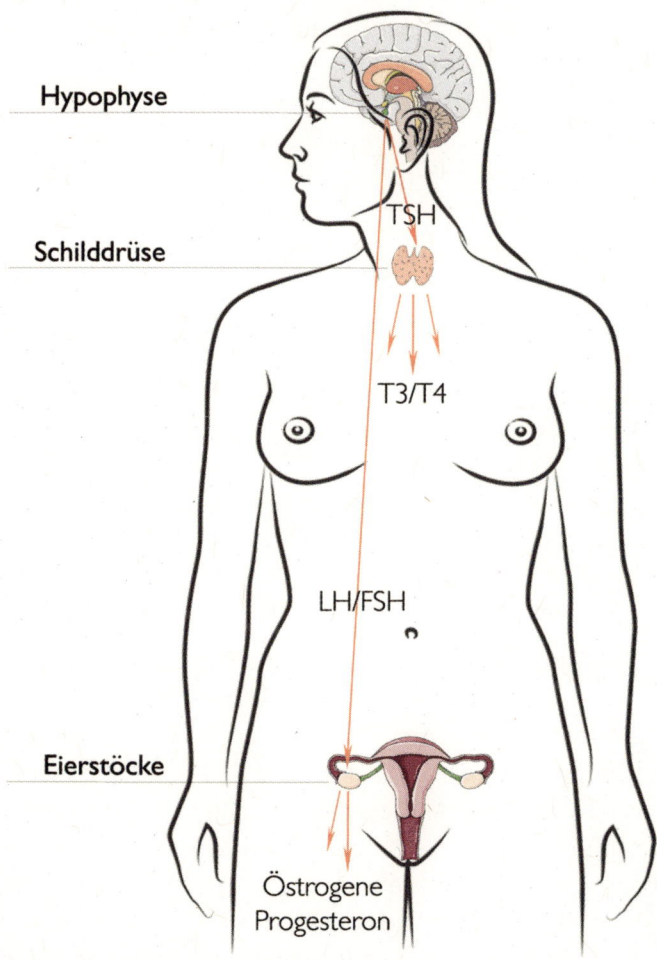

Hypophyse

TSH

Schilddrüse

T3/T4

LH/FSH

Eierstöcke

Östrogene
Progesteron

Das Gleichgewicht der Schilddrüsen- (T3/T4) und der Sexual-
hormone (Östrogene/Progesteron) wird maßgeblich von der
Hypophyse beeinflusst.

Diagnose

Zur Feststellung einer Hashimoto-Thyreoiditis kommen die Untersuchungsverfahren der Schilddrüsendiagnostik zum Einsatz:

◆ **Anamnese:** Befragung durch den Arzt, insbesondere mit Bezug auf Symptome der Schilddrüsenunterfunktion.

◆ **Körperliche Untersuchung:** Inspektion und Abtastung der Schilddrüse, Überprüfung von Blutdruck und Puls.

◆ **Laborwerte:** Bestimmung der Blutwerte von TSH, T3/fT3, T4/fT4. Auch wenn die TSH- oder fT3/fT4-Werte normal sind, kann eine Hashimoto-Thyreoiditis vorliegen! Deshalb müssen alle drei Laborwerte bekannt sein. Bei Verdachtsdiagnose Hashimoto-Thyreoiditis gilt der obere Grenzwert 2,5 mU/l, sonst bekommt man trotz vorliegender Symptome die Diagnose »normale Schilddrüsenfunktion«. Dann wird kein Hormonersatz durchgeführt!

Zur Labordiagnostik der Hashimoto-Thyreoiditis gehört auch die Bestimmung der Antikörperspiegel: TPO-AK, TG-AK, TRAK. In der Regel findet man erhöhte TPO-AK-Werte.

◆ **Ultraschalluntersuchung:** Bei Hashimoto-Thyreoditis erscheint das Ultraschallbild uneinheitlich und echoarm (erkennbar an den dunklen Flächen). Und man findet bei der Größenbeurteilung häufiger geschrumpfte Schilddrüsen. Dies weist auf den Zerstörungsprozess im Schilddrüsengewebe hin.

◆ **Szintigrafie:** Die Untersuchung wird selten und nur dann durchgeführt, wenn ein Morbus Basedow oder autonome Knoten ausgeschlossen werden sollen.

Schilddrüsendiagnostik ist eine komplizierte Sache. Am besten kennen sich damit Endokrinologen aus. Sie haben sechs Jahre Ausbildung in innerer Medizin und eine mehrjährige endokrinologische Weiterbildung absolviert, die sich auf Diabetes sowie Störungen der Schilddrüse und anderer hormonaktiver Organe bezieht. Im allerbesten Fall hat der Endokrinologe auch immunologische Kenntnisse.

Haben Sie den Eindruck, dass Ihr Hausarzt oder Internist mit der Diagnose und Therapie Ihrer Schilddrüsenprobleme nicht zurechtkommt, verlieren Sie keine Zeit! Lassen Sie sich umgehend zum Endokrinologen überweisen! Frauen mit Zyklusstörungen sollten sich zusätzlich gynäkologisch untersuchen lassen. Für Männer mit Sexualstörungen ist gleichfalls der Endokrinologe ein geeigneter Ansprechpartner, auch ein Arzt mit männerheilkundlicher Zusatzausbildung (Andrologie). Informieren Sie sich auf Arztbewertungsportalen (z. B. www.sanego.de) über den Arzt, dem Sie sich anvertrauen wollen.

Ein großes Problem für Hashimoto-Patienten ist die Erfahrung, dass es Monate, mitunter Jahre dauern kann, bis die Erkrankung diagnostiziert und angemessen behandelt wird. Das hat auch mit der Diskussion um den oberen TSH-Grenzwert zu tun. Im modernen Medizinbetrieb wird zudem oft nur auf Laborwerte und Befunde geschaut. Das Leiden der Betroffenen gerät dann leicht ins Abseits. Hier helfen nur Hartnäckigkeit, gesundes Misstrauen, Selbstvertrauen und bestmögliche Vorinformation weiter.

TIPP

Der richtige Arzt

- *Wenn der Verdacht auf eine Schilddrüsenerkrankung besteht, informieren Sie sich vorab mithilfe von Arztbewertungs- und Patientenportalen über die Ärzte Ihrer Wahl (Internisten, Endokrinologen, Gynäkologen).*
- *Überlegen und notieren Sie sich Fragen, die Sie Ihrem Arzt stellen möchten.*
- *Lassen Sie sich Kopien Ihrer Befunde geben (Laborwerte, Ultraschall u. a.).*
- *Achten Sie darauf, dass Ihre Fragen zufriedenstellend und verständlich beantwortet werden.*
- *Kennt sich Ihr Arzt mit Hashimoto-Thyreoiditis nicht aus, zeigt er kaum Interesse an Ihrem Leiden oder investiert er zu wenig Zeit, wechseln Sie unbedingt umgehend den Arzt.*
- *Seien Sie geduldig mit sich und Ihrem behandelnden Arzt: Bei Schilddrüsenproblemen gibt es leider keine schnellen Erfolge.*

Hashimoto-Thyreoiditis bei Frauen, Männern und Kindern

Wie so oft in der Medizin: Frauen haben in Sachen Schilddrüse das härtere Los. Sie erkranken nicht nur deutlich häufiger, sie sind auch stärker von Hormonschwankungen betroffen, die nicht nur von der Schilddrüse kommen. Das bezieht sich vor allem auf das Gleichgewicht der Sexualhormone. Hier verändern sich in drei Lebensphasen die Hormonspiegel im Blut: Pubertät, Schwangerschaft/Wochenbett und Wechseljahre. Die enge Vernetzung der Schilddrüse mit dem endokrinen System, insbesondere mit den zentralen Anteilen (Hypothalamus, Hypophyse), macht bei Schilddrüsenstörungen etwa auch die Eierstöcke störungsanfällig: Die übergeordneten Steuerzentren Hypothalamus und Hypophyse regulieren die Hormonproduktion der Schilddrüse und der Eierstöcke.

Mitunter normalisiert sich der Schilddrüsenstoffwechsel durch die Hormontherapie, aber die Fehlfunktion der Eierstöcke dauert an. Die Hormonsteuerung der Frau ist kompliziert, da im gebärfähigen Alter während des 28-tägigen Zyklus unterschiedliche Hormonkonzentrationen im Blut nötig sind. Störungen beziehen sich meist auf das Gleichgewicht weiblicher (Östradiol, Progesteron) und männlicher Sexualhormone (DHEA, Androstendion, Testosteron). Auch das Sexualleben der Männer leidet unter Hormonstörungen (erektile Dysfunktion). Und bei Problemkindern steckt oftmals die Schilddrüse dahinter.

Das gebärfähige Alter

Störungen des Schilddrüsenstoffwechsels wie bei
Hashimoto-Thyreoiditis verursachen häufig auch Störungen der weiblichen Sexualhormone. Dann kann es zu
Problemen mit der Monatsblutung kommen: die Zyklen
sind länger oder kürzer, Zwischen- und Dauerblutungen
kommen vor, Spannen der Brüste, Brustschmerzen. Normale Zyklusblutungen schließen nicht aus, dass dennoch
eine Hormonstörung vorliegt.

Bei solchen Beschwerden sollten folgende Laborwerte
kontrolliert werden: Östradiol, Progesteron, Prolaktin,
Testosteron, Andostendion, DHEA, SHBG (Sexualhor-
mon-bindendes Hormon) und LH/FSH. Nachfolgend
finden Sie eine Auflistung von problematischen Hormonstörungen, die im Gefolge einer Hashimoto-Thyreoiditis
auftreten können.

◆ **Progesteronmangel:** Überwiegt der Östrogeneinfluss,
weil zu wenig Progesteron im Blut ist, kann der Kinderwunsch unerfüllt bleiben. Langfristig steigt das Risiko für
Gebärmutter- und Eierstockkrebs.

◆ **Östradiol-/Progesteronmangel:** Die Symptome
gleichen häufig typischen Wechseljahrbeschwerden:
Hitzewallungen, Herz-, Gelenkprobleme, Osteoporose
und Stimmungsschwankungen. Diese Störung wird
vom Gynäkologen durch Ersatz der fehlenden Hormone
behandelt.

◆ **Prolaktinerhöhung:** Zu viel Milchbildungshormon
verhindert eine Schwangerschaft, kann Milchfluss und

Zyklusstörungen verursachen. Eine Behandlung mit pro-laktinhemmenden Medikamenten wird bei anhaltend starker Prolaktinerhöhung durchgeführt.

◆ **PCO-Syndrom:** Beim polyzystischen Ovarialsyndrom kommt es zur übermäßigen Produktion männlicher Sexualhormone (Androgene) in den Eierstöcken. Hinweiszeichen sind Zyklusstörungen, männlicher Behaarungstyp, Akne und Übergewicht (Insulinresistenz). PCO kommt auch bei Frauen ohne Hashimoto-Thyreoiditis vor. Die Behandlung ist komplex und erfordert gynäkologische und endokrinologische Kompetenz.

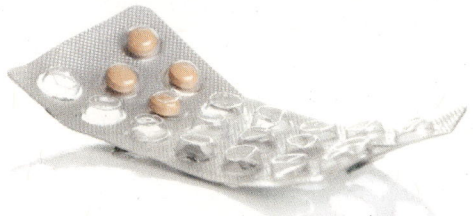

Liegen Funktionsstörungen der Schilddrüse und der Eierstöcke gleichzeitig vor, behandelt man beides falls nötig durch Hormonersatz mit Schilddrüsenhormonen, Östradiol und Progesteron – ohne auf die Normalisierung des Schilddrüsenstoffwechsels zu warten. Handelt es sich um einen Überschuss männlicher Hormone, werden Antiandrogene eingesetzt.

Die Antibabypille kann auch bei Hashimoto-Thyreoiditis benutzt werden. Allerdings sind Anpassungen der Hormondosis zu beachten.

Schwangerschaft

Einer erfolgreichen Schwangerschaft bei Hashimoto-Thyreoiditis mit gut eingestellter Hormontherapie steht nichts im Wege. Bei Kinderwunsch sollten Sie darauf achten, dass die fT3/fT4-Werte normal sind und der TSH-Wert im unteren Normbereich liegt (0,1–1,0 mU/l). Bei optimalen Schilddrüsenwerten steigen die Chancen, dass Sie schwanger werden. Während der Schwangerschaft wird die Immunaktivität gehemmt, mögliche Symptome bessern sich dann. Das ändert sich nach der Geburt, wo ein Krankheitsschub häufiger vorkommt. In der Schwangerschaft müssen Sie unbedingt vermeiden, dass es zur Schilddrüsenunterfunktion kommt. Das Risiko von Intelligenzminderung und Entwicklungsstörungen ist beim Kind sonst erhöht. Überfunktion ist gleichermaßen gefährlich (Fehlgeburten, Entwicklungsstörungen). Völlig ungefährlich bzw. lebenswichtig ist die Einnahme von Schilddrüsenhormonen (L-Thyroxin/T4, Trijodthyronin/T3) in der richtigen Dosierung. Wenn Sie sich gesund ernähren (inklusive Fischmahlzeiten) und Ihre Schwangerschaft in vollen Zügen genießen, können Sie sich mit ganzem Herzen auf Ihren Nachwuchs freuen. Werden Hashimoto-Antikörper in der Schwangerschaft auf Ihr Kind übertragen, eliminiert das kindliche Immunsystem diese Antikörper während des ersten Lebensjahres. Hashimoto-Thyreoiditis ist nicht ansteckend in Bezug auf Antikörper. Mütter mit Hashimoto-Thyreoiditis können ihre Kinder in jedem Fall stillen.

Die Wechseljahre

In hormonellen Umstellungsphasen kommt es bei Frauen häufig zur erhöhten Krankheitsaktivität mit Verschlimmerung von Symptomen oder zur Ersterkrankung an Hashimoto-Thyreoiditis. Das gilt auch für die Wechseljahre. Bei Wechseljahrbeschwerden sollte man daran denken, dass eine Funktionsstörung der Schilddrüse solche Symptome verursachen kann.

Die Hormondosis von Hashimoto-Patientinnen muss in diesem Lebensabschnitt häufig neu angepasst werden. Tritt die Erkrankung erstmals auf, ist endokrinologische Diagnostik und Therapie gefragt.

Man weiß, dass Progesteron immundämpfend wirkt. Deshalb kann die gleichzeitige Hormonersatztherapie mit L-Thyroxin und einer Östrogen/Progesteron-Kombination sowohl Wechseljahrbeschwerden als auch Hashimoto-Symptome günstig beeinflussen. Sprechen Sie mit Ihrem Gynäkologen und Endokrinologen, ob eine solche Behandlung für Sie eventuell infrage kommt. Östrogenersatztherapie nach den Wechseljahren birgt allerdings auch einige Risiken. Es kann einige Zeit, Wochen und Monate, dauern, bis sich Ihr Körper auf das neue Gleichgewicht der Schilddrüsen- und Sexualhormone eingestellt hat.

Die Krankheit bei Kindern

◆ Kinder können familiär vorbelastet sein, müssen aber nicht zwangsläufig erkranken.

◆ Bei typischen Unterfunktionssymptomen (Müdigkeit, gedrückte Stimmung, Konzentrationsstörungen, Gewichtszunahme) mit Verdacht auf eine Schilddrüsenerkrankung sollten Sie mit Ihrem Kind einen Endokrinologen aufsuchen.

◆ Überfunktionssymptome (Nervosität, Unruhe, Schulprobleme) können leicht als Aufmerksamkeits-Defizit-Hyperaktivitäts-Syndrom (ADHS) missverstanden werden. Um Fehldiagnosen und -behandlungen zu verhindern, sollten Sie bei Ihrem Kind unbedingt die Schilddrüsenwerte bestimmen (fT3/fT4/TSH und TPO-AK) sowie eine Ultraschalluntersuchung der Schilddrüse durchführen lassen.

◆ Hashimoto-Thyreoiditis bei Kindern wird mit L-Thyroxin behandelt.

Die Krankheit bei Männern

◆ Die Produktion von männlichen Sexualhormonen kann durch Hashimoto-Thyreoiditis beeinträchtigt sein (Libidoverlust, Erektionsstörungen).

◆ Die Bestimmung der Laborwerte von Testosteron, SHBG und DHEA-S wird empfohlen.

◆ Sexualhormonmangel beim Mann wird am besten mit Hormonpflastern oder -gelen behandelt.

◆ Bei Übergewicht oder Gewichtszunahme sollte der Zuckerstoffwechsel kontrolliert werden (orale Glukosebelastung, Blutzucker-, Insulinspiegel), um eine Insulinresistenz zu erkennen.

Therapeutische Möglichkeiten

Die Ursachen der Hashimoto-Thyreoiditis sind unbekannt. Deshalb gibt es bis heute keine Behandlung, die die Erkrankung heilen kann. Gezielte Vorbeugung steht gleichfalls nicht zur Verfügung. Somit behandelt man symptomatisch. Die wichtigste Maßnahme ist der individuell passende Hormonersatz, dessen Dosierung sich im Krankheitsverlauf ändern kann. Mit Ausnahme der eigentlichen Schilddrüsenhormone (T3/T4) ist die Anwendung jodhaltiger Arzneimittel nicht sinnvoll, da Jodzufuhr zu den Risikofaktoren zählt.

Der Erfolg der Hashimoto-Therapie hängt wesentlich davon ab, ob Sie selbst gut informiert sind und von einem vertrauenswürdigen kompetenten Arzt behandelt werden. In der Regel handelt es sich um einen Endokrinologen. In jedem Fall ist Geduld nötig. Meist dauert es Wochen, bis sich die Körpergewebe auf veränderte Hormonspiegel eingestellt haben.

Darüber hinaus haben Sie viele Möglichkeiten, den Erkrankungsverlauf günstig zu beeinflussen. Wenn Sie Risikofaktoren vermeiden (siehe S. 69), die Versorgung mit antioxidativen Substanzen und Vitamin D verbessern, Ihre Ernährung jodbewusst/-arm gestalten und auf Unverträglichkeiten achten (Gluten, Laktose) sowie sich ein entspanntes Gemüt zulegen, haben Sie sehr gute Chancen auf bestmögliche Lebensqualität. Mehr als 80 Prozent der Hashimoto-Patienten erreichen dieses Ziel.

Behandlung der Hashimoto-Thyreoditis

Maßnahme	Bemerkung
Optimaler Hormonersatz	Thyroxin (T4) oder T4-T3-Kombination Option: natürliche Hormone (vom Schwein/Rind)
Antioxidantien	Selen, Zink
Vitamin D	konsequente Einnahme von Vitamin D (Tabletten/Tropfen)
Ernährung	jodbewusst, jodarm, optional gluten- und/oder laktosefrei
Gewichtsreduktion	Ernährung: kohlenhydratarm (Low-Carb) mit hochwertigen Fetten, hochwertigem Eiweiß, Obst und Gemüse (5 am Tag); regelmäßige Bewegung
Entspannung	Autogenes Training, Progressive Muskelentspannung, Reflexzonenmassage
Bewegung	Yoga, Konditionstraining (z. B. Walking, Rad fahren), Pilates
Homöopathie	nur unterstützend sinnvoll
Operation	nur bei exzessiver Größenzunahme, bösartigen Tumoren oder unklarer Knotenbildung

Hormonersatz

Da Hormon produzierendes Schilddrüsengewebe zum Zeitpunkt der Diagnose teilweise oder komplett zerstört ist und wahrscheinlich Unterfunktionssymptome vorliegen, müssen fehlende Schilddrüsenhormone ersetzt werden. Der Hormonbedarf ist bei jedem Menschen anders. Mit der fortschreitenden Zerstörung von Schilddrüsengewebe kann es immer wieder zu Unterfunktionssymptomen kommen. Der Hormonbedarf steigt dann an. Fällt die Hormonproduktion der Schilddrüse vollständig aus, wird man versuchen, eine feste tägliche Hormondosis zu finden. Bei Hashimoto-Thyreoiditis müssen die Schilddrüsenhormone in der Regel lebenslang eingenommen werden.

Bei Symptomen und abnormen Hormonwerten ist die Entscheidung für den Hormonersatz eindeutig. Bei Unterfunktionssymptomen und normalen Hormonwerten ist die Indikation unklar. Man kann einen Versuch mit Hormonersatz machen oder Antioxidantien einsetzen (200 μg Selen pro Tag).
Wenn mit der Hormonersatztherapie begonnen wird, sollten die Schilddrüsenwerte (fT3/fT4/TSH) nach vier bis sechs Wochen kontrolliert werden. Zeichnet sich eine Stabilisierung der Schilddrüsenwerte ab und besteht Beschwerdefreiheit, können die Kontrollabstände vergrößert werden (3/6/12 Monate). Hashimoto-Patienten müssen bei schubweisem Verlauf der Erkrankung mit

teils deutlich schwankenden Schilddrüsenwerten rechnen. Andererseits kann es anfangs auch zu einer spontanen Normalisierung der Schilddrüsenfunktion kommen. Für die Hormonersatztherapie bei Schilddrüsenunterfunktion stehen verschiedene Präparate zur Verfügung: T4 (Levothyroxinnatrium; Berlthyrox®, Euthyrox®, L-Thyroxin® u. a.), T3 (Trijodthyronin-HCL; Thybon®

INFO

HORMONERSATZ

Indikationen, um Hormonersatz zu erhalten:
- alle Hashimoto-Patienten mit Symptomen
- alle Hashimoto-Patienten mit auffälligen Hormonwerten:
  - fT3 und/oder fT4 vermindert und
    TSH > 2,5 mU/l = ausgeprägte Unterfunktion
  - fT3 und fT4 noch normal und
    TSH > 2,5 mU/l = latente Unterfunktion
- alle Frauen mit Kinderwunsch und TSH > 2,5 mU/l
- nicht zwingend nötig bei erhöhten Antikörperspiegeln (TPO, auch TG-AK/TRAK möglich) und TSH > 2,5 mU/l oder auffälligem Ultraschallbefund
- bei normalen Schilddrüsenwerten (fT3, fT4, TSH) und Unterfunktionssymptomen (Startdosis: 15–50 µg L-Thyroxin; regelmäßige Kontrolle der Hormonwerte)

Henning u. a.) sowie eine Kombination von T4/T3 (Novothyral®, Thyroxin-T3 Henning® u. a.). Um Dosisanpassungen zu erleichtern, sind Schilddrüsenhormone in Deutschland in Vielfachen von 25 µg verfügbar (25/50/75/100/125/150 µg). Die Tabletten können auch geteilt werden. Da die Halbwertszeit von T4 im Blut acht Tage beträgt, kann man an zwei aufeinanderfolgenden Tagen jeweils unterschiedlich dosiert einnehmen, um den nötigen Hormonbedarf zu decken. T3 (Halbwertszeit 19 Stunden) sollte in täglich gleichbleibender Dosis angewendet werden.

Behandlung mit L-Thyroxin

Wird erstmalig mit der Hormontherapie begonnen, kommt in der Regel L-Thyroxin zum Einsatz. Der Hormonbedarf ist unterschiedlich. Die richtige Dosis hängt sowohl von den Schilddrüsenwerten als auch von der Befindlichkeit des Patienten ab. Man wird mit einer relativ niedrigen Dosis beginnen und diese dann in 25-µg-Schritten (nach unten oder oben) anpassen. In jedem Fall sind Durchhaltevermögen und Geduld nötig, bis man die richtige Dosierung gefunden hat. Entscheidend ist Ihre Befindlichkeit, nicht die Normalisierung der Schilddrüsenwerte! Sie sollten alles versuchen, um die optimale Hormondosis zu finden.

◆ **Einnahme:** Schilddrüsenhormone sollten morgens mindestens 30 Minuten vor dem Frühstück, also auf nüchternen Magen eingenommen werden – mit einem

Glas Wasser, Tee oder Kaffee. Sie können ausprobieren, was für Sie am besten ist. Manche Patienten nehmen die Hormone eine Stunde vor dem Frühstück ein. Die Gesamtdosis L-Thyroxin kann aufgeteilt werden (morgens und mittags). Abendliche Anwendung wird zwar nicht empfohlen (Schlafstörungen!), kann aber die Hormonaufnahme so verbessern, dass man am nächsten Morgen fitter ist. Probieren Sie aus, was Ihnen guttut – nehmen Sie die Hormone aber immer nüchtern ein.

◆ **Erstreaktion Überfunktion:** Nach länger bestehender Unterfunktion beginnt man mit einer niedrigen Hormondosis. Da die Körpergewebe an das vorherige Hormonniveau angepasst sind, kann es bei einer Dosiserhöhung zu Überfunktionssymptomen kommen. Die Beschwerden verschwinden aber meist rasch.

◆ **Erstreaktion Unterfunktion:** Gelegentlich verstärkt sich die Unterfunktion nach Hormoneinnahme. Mit stufenweise erhöhter Dosis verschwinden die Beschwerden.

◆ **Verzögerte Unterfunktionssymptome:** Nach Beginn der Hormontherapie kommt es zur Besserung, einige Wochen später zur Verschlechterung der Symptome. Dann muss die Dosis langsam und schrittweise erhöht werden. Es kann einige Monate dauern, bis man die passende Hormondosis und Beschwerdefreiheit erreicht.

◆ **Umwandlungsstörung T4 zu T3:** Manchmal kann die Umwandlung von T4 in wirksames T3 gestört sein. Die Schilddrüsenwerte allein sind nicht maßgeblich. Konzentrationsstörungen, depressive Stimmung, Müdigkeit,

Muskelschmerz und starke Gewichtszunahme trotz normaler Hormonspiegel sind Hinweiszeichen. Man kann versuchen, mit zusätzlich 200 µg Selen pro Tag die T4/T3-Umwandlung günstig zu beeinflussen. Manche Patienten profitieren davon.

◆ **Nebenwirkungen:** Stimmt die Dosierung nicht, können Beschwerden auftreten: Unterfunktion bei zu niedriger, Überfunktion bei zu hoher Dosierung. Stimmt die Hormondosis, sind die meisten Patienten beschwerdefrei und profitieren von einer guten Lebensqualität. Zwischenzeitliche Hormonschwankungen mit nachfolgender Dosisanpassung kommen vor und sind normal. Die Trägerstoffe der Tabletten sind sehr selten unverträglich. Mit Hormontabletten ersetzt man lebenslang die fehlende Hormonproduktion der Schilddrüse – wie Insulin bei Diabetikern. Schilddrüsenhormone in der passenden Dosierung sind grundsätzlich unschädlich.

◆ **Wechselwirkungen:** Calcium- und Eisentabletten blockieren die Aufnahme von Schilddrüsenhormonen und müssen mit mindestens zweistündigem Abstand eingenommen werden. Die Antibabypille und Östrogenersatz nach den Wechseljahren erhöhen den Hormonbedarf um etwa 25 µg. Werden Östrogene abgesetzt, verringert sich der Bedarf entsprechend. Es dauert allerdings Monate, bis sich der Körper auf die neue Dosis eingestellt hat. Betablocker können die T3-Verfügbarkeit hemmen und sollten nur als kardiologische Verordnung zum Einsatz kommen (bei Überfunktionssymptomen). Auch

Antidepressiva können Schilddrüsenwerte im Blut verändern. Fragen Sie Ihren Arzt nach Wechselwirkungen und lesen Sie den Beipackzettel Ihres Hormonpräparats.

◆ **Schwangerschaft:** Hormonersatz in der Schwangerschaft ist wichtig für die Gesundheit von Mutter und Kind. Meist ist der Hormonbedarf um 30 bis 50 Prozent erhöht. Die Schilddrüsenwerte (fT3/fT4/TSH) sollten alle vier Wochen kontrolliert werden. Für Schwangere sind der Endokrinologe und der Gynäkologe zuständig.

◆ **Kontrolle der Schilddrüsenwerte:** Die richtige Hormondosis ist dann gefunden, wenn die Hormonwerte (fT3/fT4) normal sind, keine Beschwerden vorliegen und der TSH-Wert im besten Fall 0,3 bis 1,0 mU/l beträgt. Wie oft die Schilddrüsenwerte kontrolliert werden müssen, ist individuell unterschiedlich: bei akuter Hashimoto-Thyreoiditis alle vier Wochen, bei stabiler Einstellung

Hormonersatz schützt die Gesundheit von Mutter und Kind.

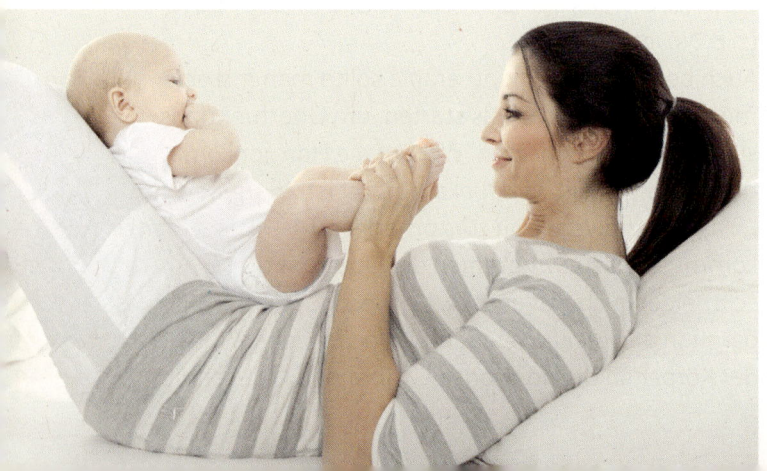

alle 3/6/12 Monate – bei Dosisanpassungen, zusätzlichen Erkrankungen, in der Pubertät, Schwangerschaft oder in den Wechseljahren kurzfristiger. Als Faustregel gilt: besser öfter als zu selten.

Behandlung mit T3/T4-Kombination

Wenn trotz Hormonersatz mit L-Thyroxin und zusätzlicher Gabe von Selen (200 µg/Tag) Konzentrationsstörungen, Müdigkeit, Erschöpfung, depressive Gemütslage und starke Gewichtszunahme fortbestehen, könnte die Behandlung mit einer T3/T4-Kombination weiterhelfen. Erfahrungsberichte zeigen, dass sich dann die Befindlichkeit deutlich bessert. Normalerweise produziert die Schilddrüse Hormone in folgendem Verhältnis: T4 : T3 = 10 : 1. Das Kombinationspräparat Prothyrid® enthält Schilddrüsenhormone in diesem Verhältnis. Manche Hashimoto-Patienten profitieren von einem Präparat mit Hormonen im Verhältnis T4 : T3 = 10 : 2 (z. B. Novothyral®).

Auch bei dieser Hormontherapie sollte man mit einer möglichst geringen Dosis starten, um Überfunktionssymptome zu vermeiden. Wer auf die Hormonkombination umgestellt wird, bekommt meist 25 µg weniger L-Thyroxin im Vergleich zur vorherigen T4-Dosis. Anfangs kommt es oft zu Symptomen der Überfunktion (Kopfschmerzen, Schweißausbrüche, Herzklopfen). Man muss damit in der Regel zwei bis drei Wochen leben, bis sich der Körper an die Hormone gewöhnt hat. Gelegentlich hilft die Splittung der Dosis in ⅔ morgens und ⅓ mittags. Bei Einnahme des Kombinationspräparats beobachtet man gewöhnlich normale fT3/fT4- und abnorm niedrige TSH-Werte (sollten noch messbar sein). Zur Vorbeugung von Osteoporose kann bei Frauen nach den Wechseljahren, die die T3/T4-Kombination einnehmen, auch Östrogenersatz sinnvoll sein.

Antioxidantien

Für den autoimmunen Zerstörungsprozess der Schilddrüse bei Hashimoto-Thyreoiditis spielt das Gleichgewicht oxidativer und antioxidativer Vorgänge in Körpergeweben eine wichtige Rolle. Potenziell zellschädliche freie Radikale (oxidative Produkte) fallen bei allen Stoffwechselprozessen an. Überwiegt die oxidative Aktivität, hat das Immunsystem mehr zu tun, und die Wahrscheinlichkeit für Fehlfunktionen steigt an. Die Schilddrüse reagiert offensichtlich rasch und sehr empfindlich auf ein antioxidatives Defizit.

Deshalb suchte man nach Substanzen, die die antioxidative Versorgung verbessern, die normale Immunfunktion stärken und die Hashimoto-Thyreoiditis günstig beeinflussen. Geeignete Kandidaten sind Nahrungsbestandteile wie Vitamine (B/C/E), Mineralstoffe (Selen, Zink u. a.), sekundäre Pflanzenstoffe aus Obst und Gemüse (Flavonoide, Phenole u. a.) und Fettsäuren (Omega-3). Bei Hashimoto-Thyreoiditis hat sich insbesondere die Nahrungsergänzung mit Selen bewährt. Auch Patienten mit rheumatischen oder infektiösen Erkrankungen und Krebs profitieren von Selen.

◆ **Selen:** Selenmangel ist weitverbreitet. Bei autoimmunen Schilddrüsenerkrankungen ist vom erhöhten Selenbedarf auszugehen. Bei der Herstellung von Hormonen in der Schilddrüse fallen reichlich oxidative Stoffwechselprodukte an. Selen ist Bestandteil des Enzyms Glutathionperoxidase, das freie Radikale antioxidativ neutralisiert. Hashimoto-Patienten wird frühzeitig die Einnahme von 200 µg Selen täglich empfohlen. Selen ist in den meisten Fällen gut verträglich und hat keine Nebenwirkungen (erst bei einer Überdosis von 1500–3000 µg/Tag). Studien zeigten, dass die Selenzufuhr die Befindlichkeit der Betroffenen verbessert – ablesbar an sinkenden TPO-Blutspiegeln (um 30–40 Prozent). Patienten berichten, dass sie sich unter Selen wohler fühlen, belastbarer und besser gestimmt sind, sich besser konzentrieren können und sogar Allergie- oder Gelenkbeschwerden verschwinden. Der Selenspiegel im Blut muss nicht bestimmt werden.

◆ **Zink:** Gleichfalls empfehlenswert ist die Nahrungsergänzung mit 20 mg Zink pro Tag. Zink ist ein essenzieller Mineralstoff und wie Selen Bestandteil der antioxidativ wirksamen Glutathionperoxidase. Hashimoto-Patienten haben einen erhöhten Zinkbedarf und profitieren bei Zinkgabe von einem besseren Allgemeinbefinden. Sie sind weniger krankheitsanfällig, wenn sie Zink zusätzlich und kontrolliert einnehmen.

Vitamin D

Vitamin D ist einer der meistunterschätzten Vital-
stoffe. Oftmals beruhen ungewöhnliche, unerklärliche
Beschwerden und Erschöpfungszustände schlicht und
einfach auf Vitamin-D-Mangel. Vitamin-D-Rezeptoren
befinden sich auf Zellen von 39 verschiedenen Gewebe-
arten, inklusive der Schilddrüse. So kann die Speicher-
form 25(OH)D direkt in das aktive Vitamin D umgewan-
delt werden, ausschließlich an den jeweils spezifischen
Organzellen und unabhängig von der Versorgung über
die Nieren. Vitamin D spielt eine wichtige Rolle für die
Immunfunktionen, den Knochenstoffwechsel und die
Expression von mehr als 900 Genen.

Ein Vitamin-D-Spiegel (25(OH)D) über 40 ng/l als
Laborbefund beim Hausarzt gehört zu den Seltenhei-
ten. Zahlreiche Studien stellten Vitamin-D-Mangel bei
unterschiedlichen, meist chronischen Erkrankungen fest.
Auch bei Patienten mit autoimmuner Schilddrüsenerkrankung finden sich häufig signifikant niedrige Vitamin-
D-Blutspiegel.

Hashimoto-Patienten sollten ihren Vitamin-D-Spiegel
im Blut bestimmen lassen. Fällt ein Vitamin-D-Mangel
auf (unter 40 ng/l 25(OH)D), wird die konsequente
Einnahme von Vitamin D empfohlen. Vitamin D hat auch
in hoher Dosierung keine Nebenwirkungen. Da Immunfunktionen von Vitamin D profitieren, sollte der Vitamin-
D-Spiegel bei Hashimoto-Thyreoiditis mindestens im
oberen Normbereich liegen (60–80 ng/l).

Frauen haben besondere Vorteile, wenn sie bereits vor den Wechseljahren auf einen ausreichend hohen Vitamin-D-Spiegel achten und genügend Calcium mit der Nahrung aufnehmen. Da nach den Wechseljahren der Östrogenspiegel stark abfällt, trägt ausreichend Vitamin D zum Schutz vor Osteoporose bei. Darüber hinaus hat Vitamin D auch eine Affinität zu anderen Zellrezeptoren (Glukokortikoide, Androgene, Progesteron), was dem Hormonhaushalt ingesamt zugutekommt. Vitamin D gibt es als Tabletten und als Tropfen.

INFO

VITAMIN-D-DOSIERUNGEN

- 1. bis 18. Lebensjahr (bei unzureichender Sonnenbestrahlung/Mangel/dunkler Hautfarbe): 400–1000 IE (maximal 2000 IE) Vitamin D pro Tag.
- Erwachsene (bei unzureichender Sonnenbestrahlung/Mangel/höherem Lebensalter): 800–1000 IE Vitamin D pro Tag oder 50.000 IE Vitamin D alle 2–4 Wochen (Maximaldosis: 10.000 IE Vitamin D pro Tag über 5 Monate).
- Schwangerschaft: 1000–2000 IE Vitamin D pro Tag (Maximaldosis: bis zu 4000 IE Vitamin D pro Tag über 5 Monate).
- Hashimoto-Thyreoiditis: 5000 IE Vitamin D pro Tag (Maximaldosis im Einzelfall bis 20.000 IE möglich).

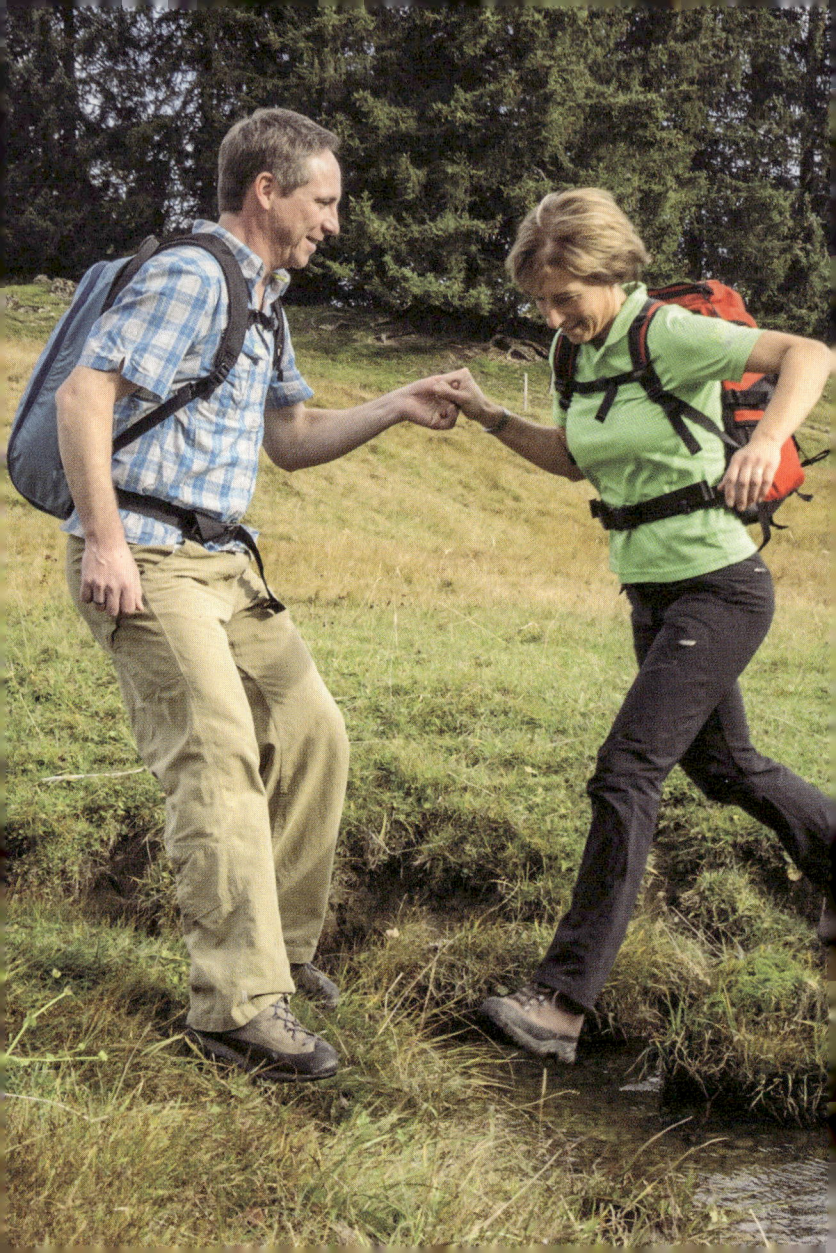

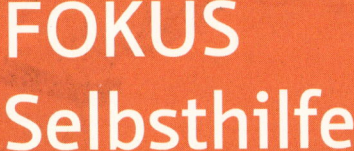

FOKUS
Selbsthilfe

Was kann ich tun, um mein Leben

beschwerdefrei und aktiv zu meistern?

Der Weg der Eigeninitiative

Zuerst die gute Nachricht: Im Vergleich zu zahlreichen anderen weitverbreiteten Autoimmunerkrankungen hat die Hashimoto-Thyreoiditis eine ausgezeichnete Prognose. Selbst wenn am Ende das Schilddrüsengewebe komplett zerstört ist, haben die meisten Betroffenen – immerhin mehr als 80 Prozent – gute Chancen auf ein normales Leben ohne behindernde Beschwerden. Dies ist eine erfreuliche Errungenschaft der modernen Medizin, die eine wirksame Hormontherapie entwickelt hat. Dadurch kann ein Schilddrüsenstoffwechsel fast wie bei Gesunden erreicht werden – wenn man genügend Geduld für die Einstellungsphase mitbringt.

Für Hashimoto-Patienten ist das jedoch nur die halbe Wahrheit. Ärzte und Medikamente sind ein Teilaspekt auf dem Weg zurück in ein normales Leben. Die autoimmune Schilddrüsenerkrankung betrifft den ganzen Menschen. Die Medizin interessiert sich aber hauptsächlich für medizinische Fragestellungen – nicht für die Erwartung des Patienten hinsichtlich der Lebensqualität. Der Medizinbetrieb von heute tendiert zu anonymen ökonomisierten Abläufen, zur Verkürzung von Leistungen und Gesprächszeit, mitunter auch zu Kompetenzdefiziten. Das ist die Realität. Damit muss jeder Patient rechnen. Aus diesem Grund ist Eigeninitiative, Bereitschaft zur Information und zum Selbstmanagement der Erkrankung mehr denn je gefragt.

Wenn Sie an Hashimoto-Thyreoiditis leiden, können Sie sehr viel selbst dazu beitragen, dass Ihre Erkrankung nicht die Kontrolle über Ihr Leben übernimmt. Dazu gehören auch ein gesunder Lebensstil mit guter Ernährung und ausreichend Bewegung. Zudem kann man extremen Stimmungszuständen, die das Immunsystem belasten, mit Entspannungsmaßnahmen wirksam vorbeugen und die Psyche stabilisieren.

Stressfaktor Arzt

Es ist eher die Regel als die Ausnahme, dass Ihr Hausarzt oder Internist nur vage oder gar keine Kenntnisse über die Hashimoto-Thyreoiditis hat. Kein Wunder, der Schilddrüsenstoffwechsel ist hoch komplex und mit endokrinologischen Assoziationen gespickt. So überwiegen noch heute in Arztbewertungsportalen oder Internetforen negative Kommentare zu Arztbesuchen. Das ist besonders tragisch, wenn es um schwierige und schwer beeinflussbare Krankheitsverläufe geht, wo echte ärztliche Kompetenz dringend nötig wäre. Tatsächlich ist Endokrinologie ein Stiefkind der medizinischen Ausbildung.

Ärzte neigen dazu, die Erkrankung zu verharmlosen, auf normale Schilddrüsenwerte zu starren und die Beschwerden ihrer Patienten zu ignorieren. Da wird man schnell in die Schublade »psychosomatisch«, »hysterisch«, »hypochondrisch« oder gar »eingebildet« gesteckt und mit Plattitüden abgefertigt. Das ist wenig hilfreich, verzögert die richtige Diagnose und Therapie und verlängert Ihre Leidensgeschichte unnötig. Hier einige Tipps zur Entschärfung des »Stressfaktors Arzt«:

◆ Rechnen Sie mit Unwissenheit!

◆ Informieren Sie sich bestmöglich über die Funktionen der Schilddrüse und die Hashimoto-Thyreoiditis, wenn Sie glauben, betroffen zu sein.

◆ Vom Endokrinologen kann erwartet werden, dass er sich mit Hashimoto-Thyreoditis auskennt. Lassen Sie sich umgehend überweisen.

◆ Fragen Sie hartnäckig nach, wenn Sie im Gespräch etwas nicht verstehen. Es geht um Ihr Leben.

◆ Lassen Sie sich Kopien aller Befunde geben. Dieses Patientenrecht ist gesetzlich geregelt.

◆ Bringen Sie begründete Therapievorschläge vor. Ihr Arzt wird Ihre Ansagen (weil er nicht daran gedacht hat) gerne umsetzen, wenn sie sinnvoll sind.

◆ Holen Sie weitere ärztliche Meinungen ein.

◆ Informieren Sie sich im Internet über den Arzt Ihres Vertrauens (www.sanego.de, www.ht-mb.de u. a.).

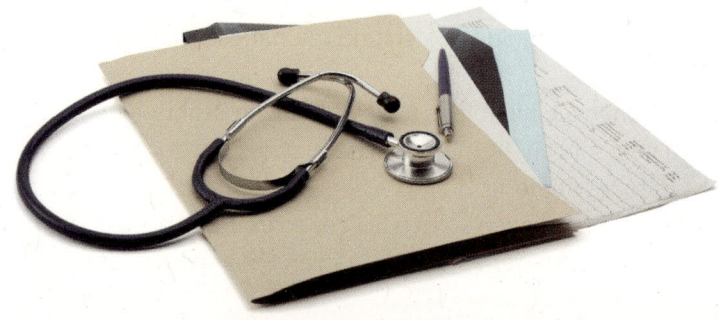

Stressfaktor persönliches Umfeld

Den meisten Patienten mit gut eingestellter Hormontherapie wird man ihre Krankheit nicht ansehen. Bei
schwierigen und hartnäckigen Krankheitsverläufen oder
anhaltenden Unter-/Überfunktionssymptomen leidet
aber nicht nur der Hashimoto-Patient. Auch für das
Umfeld kann es belastend sein, mit dem Betroffenen
zurechtzukommen. Wenn Alltagsaktivitäten für Hashimoto-Patienten zum unerträglichen Stress werden, kann
dies Unverständnis hervorrufen. Tatsache ist, dass das
Bekenntnis zur Hashimoto-Thyreoiditis deutlich weniger
stigmatisierend wirkt als etwa eine psychische Erkrankung. Es handelt sich im Prinzip um eine Stoffwechseler-
krankung wie Diabetes mellitus. Man kann also darüber
reden.

◆ Klären Sie Ihr Umfeld soweit nötig und gewünscht
über Ihre Erkrankung auf. Das wirkt oft Wunder und ruft
Verständnis für Ihre Situation hervor.

◆ Offene Information über Ihren Zustand beseitigt Unsi-
cherheiten und unbegründete Ängste bei Angehörigen
und Freunden.

◆ Haben Sie Geduld mit sich und mit nahestehenden
Menschen.

◆ Beziehen Sie nicht jede unverständliche Reaktion auf
sich persönlich. Mit menschlichem Leiden umzugehen,
ist immer schwierig.

◆ Bei Berufskollegen sollten Sie genau überlegen, ob
überhaupt und wem Sie was erzählen – hier wird in der

Regel um Vorteile gekämpft. Im Zweifel schweigen Sie sich besser aus. Lassen Sie sich vorübergehend krankschreiben.

Stressfaktor Partner

Im Verlauf der Hashimoto-Thyreoiditis wird es immer wieder Phasen geben, die die Partnerschaft auf eine harte Probe stellen. Bei Mann und Frau kann die Erkrankung den Stoffwechsel so stören, dass die Hormone verrückt spielen – da leidet die Seele. Männliche und weibliche Patienten leiden gleichermaßen unter Libidoverlust, wenn die Unterfunktion zuschlägt. Lust auf Sex kommt da nicht auf. Das ist für manche Partner nur schwer erträglich. Für Männer ist zudem Erektionsschwäche eine traumatische Erfahrung.

◆ Informieren Sie Ihren Partner möglichst offen darüber, dass es sich um einen vorübergehenden Zustand handelt.

◆ Weisen Sie darauf hin, dass es sich um keine psychische, sondern um eine Stoffwechselstörung handelt, die durch die Hormontherapie gebessert wird oder ganz verschwindet.

◆ Betonen Sie, dass es sich um keine Ablehnung oder Zurückweisung der Person handelt. Vermeiden Sie in jedem Fall Rechtfertigungen und Schuldzuweisungen.

◆ Wenn Sie mit Geduld, Zuwendung und Verständnis die Belastungsprobe gemeinsam bewältigen, wird Ihre Beziehung gefestigt daraus hervorgehen.

Stressabbau durch Entspannung

Erholung und Stress gehören zusammen. Der gesunde Mensch braucht beides. Die Balance von Stress und Erholung ist ein Gesundheitsfaktor. Allerdings empfindet jeder Mensch anders: Was für den einen eine Herausforderung ist, ist für den anderen unerträglicher Stress.

Bei Hashimoto-Thyreoiditis kann es immer wieder zu krisenhaften Phasen mit Beschwerden kommen. Normale Lebensaktivitäten werden dann durch Depression, Reizbarkeit, Antriebsschwäche und Erschöpfung zum Stressfaktor. Anstatt sich akut Beruhigungsmittel oder Antidepressiva verschreiben zu lassen, sind Strategien zum Stressabbau durch gezieltes Entspannungstraining in symptomfreien Intervallen die bessere Lösung. Sie können dann psychische Krisen besser bewältigen, Ihr Selbstwertgefühl und Selbstbewusstsein stärken.

Sie können Ihr persönliches Entspannungsprogramm jederzeit selbst in die Hand nehmen, um Beschwerden zu lindern. Entspannung lässt sich trainieren! Lassen Sie sich von einem Therapeuten oder Entspannungslehrer in

TIPP

Wege zur Entspannung
- *Belastungen verringern*
- *Prioritäten setzen*
- *Erholungsphasen einbauen*
- *Entspannungsverfahren erlernen*

die Techniken der Muskelentspannung, des Autogenen Trainings oder der Fußreflexzonenmassage einweisen. Profitieren Sie von den positiven Ergebnissen, die sich bei etwas Übung recht schnell einstellen. Die genannten Methoden können Sie jederzeit und überall zum eigenen Vorteil einsetzen:

◆ **Atementspannung:** Tief Luft holen und erst mal durchatmen, wenn es richtig stressig wird! Es wirkt sehr beruhigend, wenn man der Atembewegung nachspürt. Entspannung erreichen Sie, wenn Sie ganz bewusst tief einatmen. Trainiert man die Atemmuskulatur, erreicht man langfristig eine beruhigende Ausgeglichenheit. In Stresssituationen halten Sie den Atem etwas länger an, dann folgt die langsame Ausatmung. Warten Sie, bis Ihre Atmung gleichmäßig fließt und Sie Ihre Situation wieder richtig einschätzen können.

◆ **Muskelentspannung:** Die Progressive Muskelrelaxation (PMR) nach Jacobson vermittelt durch gezielte Anspannung verschiedener Muskelpartien einen wohltuenden Entspannungszustand. Der Wechsel zwischen Konzentration, Spannung und Entspannung verbessert auch die Körperwahrnehmung. Mit zunehmender Übung lernt man mit seinen Muskeln bewusst zu arbeiten. Ist ein verspannter Muskel erst einmal gelockert, bessern sich häufig auch Unruhezustände. Auch bei Einschlafproblemen hilft PMR.

◆ **Autogenes Training (AT):** Das AT ist ein autosuggestives Verfahren und heute weltweit als psychotherapeutische Methode anerkannt. Im AT erreicht man den Zustand der konzentrativen Selbstentspannung durch regelmäßige Konzentrationsübungen in einer Entspannungshaltung (liegend oder sitzend). Die Grundstufe umfasst Übungen zur Muskel-/Gefäßentspannung sowie Organübungen für Herz und Atmung. Im Übungsverlauf kommt es zur beruhigend wirkenden »vegetativen Umschaltung«, die sich von den Gliedmaßen ausgehend über den ganzen Körper ausbreitet (Generalisierung). Regelmäßiges Training (täglich) wird empfohlen. AT kann überall und jederzeit zur Selbstentspannung genutzt werden. Lernen Sie die Technik in einem Kurs unter fachkundiger Leitung.

◆ **Fußreflexzonenmassage:** Reflexzonenmassage wirkt ganzheitlich, ist ein geschätztes Entspannungsangebot im Bereich Wellness, eignet sich zur Gesundheitsvorsorge und zusätzlich zur Verbesserung der Lebensqualität bei chronischen Krankheiten. Als Reflexzonen gelten Hautregionen, die Verbindung zu Organsystemen und Körperfunktionen haben – quasi der ganze Mensch im Miniformat. Solche Regionen gibt es an den Händen, Füßen und Ohren. Am Fuß unterscheidet man Längs- und Querzonen. Wie das Reflexphänomen genau funktioniert, ist unklar. Bekannt ist, dass durch Reflexzonenmassage verstärkt schmerzlindernde Stoffe freigesetzt werden (Endorphine). Reflexzonenmassage wirkt unter anderem bei Kopfschmerz, Rückenproblemen und Schlafstörungen.

◆ **Yoga:** Hatha-Yoga ist die im Westen am häufigsten praktizierte Form. Yoga ist mehr als ein Fitnessprogramm und eignet sich gut zum Stressabbau oder zur Bewältigung von Lebenskrisen. Yoga wird häufig in Unterrichtseinheiten vermittelt. Solche Einheiten kombinieren Körperhaltungen, Tiefenentspannung, Atem- und Meditationsübungen. Durch Training der Yogapositionen verbessert sich die Balance aller Körperfunktionen. Zielvorgabe ist die nachhaltige Steigerung der Vitalität, verbunden mit mehr Gelassenheit. Yoga hat beruhigende, ausgleichende und Stress mindernde Wirkungen. Viele Krankenkassen übernehmen die Kosten Ihres Yogakurses.

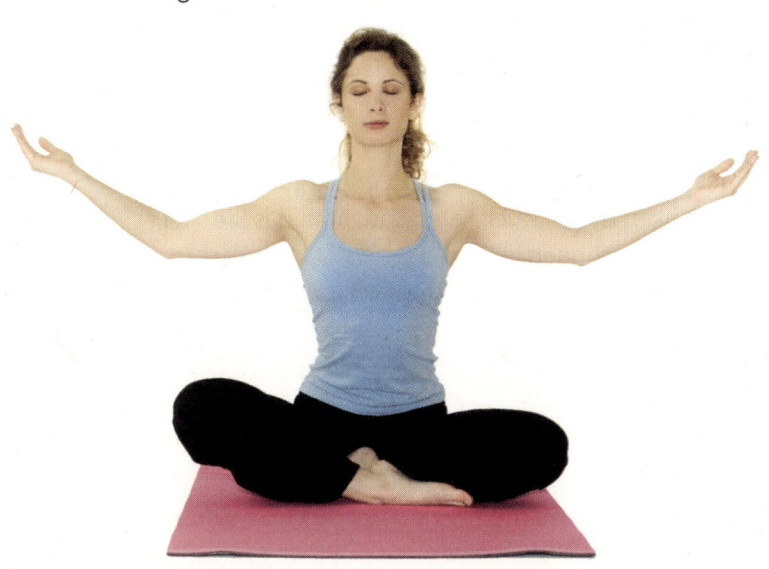

Gesunde Ernährung

Steigt das Körpergewicht ohne ersichtlichen Grund an, ist das immer ein Alarmzeichen. Bei Hashimoto-Thyreoiditis kommt es häufig zur beunruhigenden Gewichtszunahme, die schwer beeinflussbar erscheint. Das trübt die Stimmung, schwächt das Selbstbewusstsein, und man sieht es Ihnen an. Wenn Sie sich bereits gesundheitsbewusst ernähren und regelmäßig bewegen, werden die überflüssigen Pfunde nach der Einstellung der richtigen Hormondosis in der Regel rasch verschwinden. In anderen Fällen ist der Kampf gegen Übergewicht leider deutlich schwieriger.

Eine spezielle Hashimoto-Diät gibt es nicht. Sie wird auch gar nicht gebraucht. Stattdessen gibt es viele Möglichkeiten, wie Sie durch gesunde Ernährung Übergewicht vorbeugen, Ihr Gewicht verringern und Risikofaktoren günstig beeinflussen können.

Gesundheitsbewusst und mit Genuss gut zu essen und zu trinken ist ein Stück Lebensqualität, das Sie sich unbedingt gönnen sollten.

Es gibt Dickmacher und Schlankmacher. Kohlenhydrate und zu viel Zucker im Nahrungsangebot gelten als Dickmacher, da der Zuckerstoffwechsel stark belastet wird. Erkenntnissen der Ernährungsmedizin zufolge sind hochwertiges Eiweiß, hochwertige Fette, Ballaststoffe und Bewegung die besten Schlankmacher. Grundsätzlich gilt: Man muss mehr Energie verbrauchen als man aufnimmt. Die Energiebilanz muss langfristig negativ sein, wenn Sie nachhaltig abnehmen und Ihr Wohlfühlgewicht halten möchten. Das bedeutet, dass Sie Ihren Lebensstil ändern, ungesunde Gewohnheiten aufgeben und sich bewusst mehr bewegen.

Ein empfehlenswertes Lebensstilkonzept, um nachhaltig abzunehmen, ist die LOGI-Methode: Low Glycemic and Insulinemic Diet – das heißt, es werden Nahrungsmittel mit niedrigem glykämischem Index (GI/Glyx) und geringer Insulinwirkung (GL/glykämische Last) bevorzugt. LOGI ist ein Ernährungskonzept zur Förderung niedriger Blutzucker- und Insulinwerte. Dies wird unter anderem durch Empfehlung einer bestimmten Nährstoffverteilung im Nahrungsangebot erreicht: verringerter Kohlenhydrat- sowie erhöhter Eiweiß- und Fettanteil.

Bei Hashimoto-Thyreoiditis kommen Störungen aller Hormonsysteme vor. Das gilt auch für das Zuckerhormon Insulin. Deshalb kann eine insulinschonende, kohlenhydratarme Ernährungsumstellung sinnvoll sein (Low-Carb). Am besten beginnen Sie mit der Ernährungsumstellung, wenn Ihre Hormonwerte stabil eingestellt sind.

◆ **Hochwertiges Eiweiß:** Eiweißreiche Mahlzeiten sättigen besser und länger als eiweißarme oder kohlenhydratreiche Mahlzeiten. Jedes Gramm Eiweiß aus Fisch, Fleisch, Soja- und Milchprodukten liefert genauso viel Kalorienenergie wie jedes Gramm Kohlenhydrate. Die Schlankmacherwirkung von Eiweiß beruht darauf, dass durch Eiweißverdauung im Körper Wärmeenergie entsteht, die nach außen abgegeben wird – Energie, die in der Energiebilanz nicht mehr auftaucht! Eiweißmahlzeiten sparen Kalorien ein. Je nach Körpermasse können es 100 bis 200 Kalorien pro Tag sein. Hochgerechnet wären das 2 bis 4 Kilogramm Gewichtsverlust pro Jahr!

◆ **Hochwertige Fette:** Schlankmacherkost ist nicht fettarm, sondern enthält im Gegenteil hochwertige Fette in ausreichender Menge. Doch welche Öle sind hochwertig? Wenn man sich mit weniger Kohlenhydraten und mehr Fett ernähren möchte, sind Fette mit einfach ungesättig-

Ursachen von Übergewicht

Ursache	Maßnahme
Schilddrüsenunterfunktion	Dosisanpassung oder Umstellung auf T3/T4-Kombination
Zuckerstoffwechselstörung (Insulinresistenz)	Kontrolle der Zuckerwerte im Blut, fachärztliche Behandlung, kohlenhydratarme Ernährung (Low-Carb)
PCO-Syndrom (polyzystisches Ovarialsyndrom)	Kontrolle der Sexualhormonspiegel
Ungesunde Ernährung	kohlenhydratarme, fettbewusste, bevorzugt vegetabilische (Obst und Gemüse) Ernährung
Bewegungsmangel	regelmäßiges Training

ten Fettsäuren und Omega-3-Fettsäuren zu bevorzugen. Empfohlene Ölsäure ist vor allem in Oliven- und Rapsöl enthalten. Zudem enthält Rapsöl Omega-3-Fettsäure in relevanter Menge. Diese Fettsäure aktiviert Gene und hilft bei der Fettverbrennung und Wärmeabgabe – erwünschte Schlankmachereffekte bei Übergewicht. Nicht zuletzt vermittelt Fett Sättigungsgefühl. Man isst weniger und kann leichter abnehmen.

◆ **Ballaststoffe:** Unverdauliche Bestandteile von Nahrung pflanzlicher Herkunft sind Schlank- und Sattmacher zugleich. Es handelt sich im Prinzip um Kohlenhydrate, die für den Dünndarm unverdaulich sind. Deshalb werden sie nicht direkt verstoffwechselt. In 100 Gramm Obst stecken im Durchschnitt 2–4 Gramm Ballaststoffe, die die Verdauung und die Arbeit der Darmflora unterstützen. Sie quellen im Darm auf, vergrößern das Volumen und Gewicht der Speisen und vermitteln ein gutes Sättigungsgefühl durch Magendehnung. Da Ballaststoffe nur langsam verstoffwechselt werden, kommt es kaum zu Blutzuckerspitzenwerten nach einer Mahlzeit. Am besten wirken sich Ballaststoffe in Verbindung mit Fett (bevorzugt einfach ungesättigte Fettsäuren) auf die Blutfettwerte aus.

◆ **Kohlenhydrate:** Reis, Weizen und Mais, Teig-, Backwaren und Kartoffeln, Süßwaren und Softdrinks werden in Massen konsumiert. Kohlenhydrate machen hungrig. Kohlenhydrate im Überfluss lassen die Insulinspiegel stark ansteigen, gefolgt von einem starken Absinken des

Blutzuckerspiegels. Unterzucker ist ein Hungersignal und regt den Appetit an. Also greift man schnellstmöglich zum Snack.

◆ **Getränke und Genussmittel:** Das beste und gesündeste Getränk ist pures Wasser (Leitungs-/Mineralwasser), mindestens zwei Liter pro Tag sollten es schon sein. Wenn Ihre Hormontherapie gut eingestellt ist, spricht nichts gegen Tee und Kaffee sowie gelegentlich alkoholische Getränke. Rauchen erhöht unter anderem die oxidative Belastung und ist gesundheitsschädlich. Besser, Sie verzichten darauf.

Der Körper benötigt ausreichend Flüssigkeit, um gut zu funktionieren.

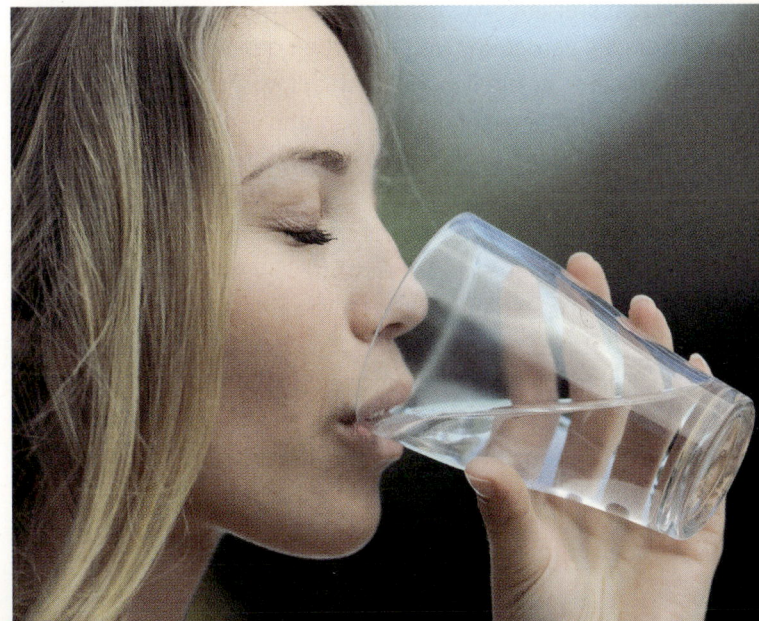

Risikofaktoren vermeiden

Zwei Nahrungskomponenten sind mögliche Risikofaktoren für eine Hashimoto-Thyreoiditis: der Elementarstoff Jod und Klebereiweiß in Getreideprodukten, das sogenannte Gluten.

◆ **Jod:** In natürlichen Lebensmitteln enthaltenes Jod ist unproblematisch. Das gilt etwa für Käse, Seefisch und Meeresfrüchte, wenn man sie nicht jeden Tag oder große Mengen davon konsumiert. Benutzen Sie in jedem Fall nicht jodiertes Speisesalz. Das größte Problem ist in Lebensmittelprodukten verstecktes Jod: Achten Sie beim Einkauf auf den Jodgehalt.

◆ **Glutenintoleranz:** Klebereiweiß in Getreideprodukten gilt als Hashimoto-Risikofaktor (siehe S. 68). Viele Patienten vertragen Gluten schlecht. Mit einer Eliminationsdiät plus Provokationstest kann man herausfinden, ob eine Glutenunverträglichkeit (Zöliakie) vorliegt. Getreideprodukte enthalten Gluten und darüber hinaus Kohlenhydrate, die den Zuckerstoffwechsel belasten (hochschießende Blutzuckerwerte und Insulinausschüttung). Demnach wäre die Einschränkung bzw. der (meist nur vorübergehende) Verzicht auf Brot und Backwaren doppelt günstig: Das Immunsystem wird deutlich entlastet (Glutenabstinenz) und man nimmt quasi als Nebeneffekt ab (Low-Carb).

◆ **Laktoseintoleranz:** Ob eine Laktoseintoleranz vorliegt, sollte vom Arzt mithilfe bestimmter Tests überprüft werden.

Infoservice

Hilfe im Netz

www.ht-mb.de
www.hashimotothyreoiditis.de
www.schilddruesenselbsthilfe.de
www.logi-methode.de · www.machmit-5amtag.de

Deutschland

Deutsche Gesellschaft für Endokrinologie e. V. (DGE)
c/o EndoScience Endokrinologie Service GmbH,
Hopfengartenweg 19, D-90518 Altdorf,
Tel./Fax +49-(0) 91 87-9 74 24-11/-71,
dge@endokrinologie.net, www.endokrinologie.net

Die Schmetterlinge e. V., Schilddrüsenbundesverband
Selbsthilfeorganisation für Kinder und Erwachsene
mit Schilddrüsenerkrankungen
Gemarkenstraße 133, D-45147 Essen,
Tel. +49-(0)2 01-8 71 84 51
oder Tel./Fax +49-(0)2 01-3 32 82-72/-73,
info@sd-bv.de, www.sd-bv.de

Schilddrüsen-Liga Deutschland e. V.
Geschäftsstelle, Ev. Kliniken Bonn GmbH,
Waldkrankenhaus, Waldstraße 73, D-53177 Bonn,
Tel. +49-(0)2 28-3 86 90 60,
info@schilddruesenliga.de, www.schilddruesenliga.de

Forum Schilddrüse e. V.
Potsdamer Straße 8, D-10785 Berlin,
Tel./Fax +49-(0) 69-63 80 37-27/-28,
www.forum-schilddruese.de

Österreich

Österreichische Gesellschaft für Endokrinologie und
Stoffwechsel (OEGES), Univ. Klinik für Innere Medizin III,
Abt. für Endokrinologie und Stoffwechsel,
Währinger Gürtel 18-20, A-1090 Wien,
Tel./Fax +43-(0)1-40-4 00-43 11/-5 93 23-4,
alois.gessl@meduniwien.ac.at, www.oeges.at

Das österreichische Schilddrüsenforum
Annenstr. 35, A-8020 Graz, Tel. +43-(0)6 76-3 50-80 20,
info@schilddruesenforum.at, www.schilddruesenforum.at

Schweiz

Schweizerische Gesellschaft für Endokrinologie
und Diabetologie
c/o Schweizerische Diabetesgesellschaft,
Rütistrasse 3A, CH-5400 Baden,
Tel/Fax +41-(0) 56-2 00-17-50/-95,
office@sgedssed.ch, www.sgedssed.ch

Verein Schilddrüsengruppe Schweiz
Kreuzbergstraße 10, CH-8362 Balterswil TG,
www.schilddruesen.ch

Glossar

Adenom
gutartige Geschwulst aus
Schleimhaut oder Drüsen-
gewebe

ANA
antinukleärer Antikörper,
Autoantikörper gegen
Antigene im Zellkern

Antigene
Stoffe, an die sich Anti-
körper und bestimmte
Lymphozyten-Rezeptoren
spezifisch binden

Antikörper
Eiweißstoffe, die als
Reaktion auf bestimmte
Stoffe (Antigene) gebildet
werden

Autoimmunerkrankung
Erkrankung, bei der
das Immunsystem des
Körpers Antikörper gegen
eigenes Gewebe bildet

Calcitonin
Hormon, das in der Schilddrüse hergestellt wird
und den Calciumhaushalt
reguliert; wird auch als
Tumormarker eingesetzt

Endokrinologie
Teilbereich der Medizin,
der sich mit dem Hor-
monsystem und dessen
Erkrankungen beschäftigt

Enzym
Stoff, der biochemische
Reaktionen katalysieren
kann

Histologie
Gewebelehre

Hormon
Substanz, die die Funktion
des Organismus bzw. von
Organen steuert

Hyperthyreose
Schilddrüsenüberfunktion

Hypophyse
Hirnanhangsdrüse

Hypothalamus
Teil des Zwischenhirns,
wirksam als zentrales
Regulationsorgan für
verschiedene vegetative
Funktionen

Hypothyreose
Schilddrüsenunter-
funktion

Knoten, heißer
Schilddrüsengewebe,
das unkontrolliert
Hormone ausschüttet

Knoten, kalter
Schilddrüsengewebe
aus nicht funktionieren-
den Zellen

Morbus Basedow
Form der Schilddrüsen-
überfunktion, bei der die
Augen mit betroffen sind

Myxödem
teigig geschwollene, kühle,
trockene und raue Haut an
den Unterschenkeln (auch
Hände und Gesicht)

Ord-Thyreoiditis
Hashimoto-Verlaufsform
mit Schilddrüsenverklei-
nerung

Plasmazelle
Immunzellen, Produktion
und Sekretion von Anti-
körpern

Rezeptor
Signalmolekül, das Signal-
prozesse im Zellinneren
auslösen kann

Struma
vergrößerte Schilddrüse

Szintigrafie
bildgebendes Verfahren
der nuklearmedizinischen
Diagnostik

Register

ADHS 92
Aldosteron 14, 66
Alopecia areata 51, 65
Anämie 49, 67
Androgene 14, 56, 66, 82, 89, 105
Antibabypille 22, 89
Autogenes Training 114

Bauchspeicheldrüse 14, 65

Colitis ulcerosa 66
Cortisol 14, 66, 80

Depression 13, 33, 77, 113

Eierstöcke 14, 66, 87
Endometriose 66

Gewichtszunahme 33, 56, 59, 66, 80, 92, 99, 101, 117
Glukagon 14, 20

Haarausfall 34, 56, 59, 62, 65
Herz 34, 55, 57 f., 61 f., 75 f., 88, 90, 101, 115
Hitzewallungen 61, 82, 88
Homöopathie 94

Insulin 14, 20, 31, 56, 65, 91, 100, 118 ff.
Insulinresistenz 56, 66, 89, 92, 119

Laktoseintoleranz 79
Lupus 40, 51, 66 f.

Morbus Addison 6, 51, 66
Morbus Crohn 40, 51, 66

Myasthenia gravis 51, 67

Nebennierenrinde 14, 66
Nebenschilddrüse 14, 16 f., 23 f., 63

Oxytocin 14

Parathormon 14, 16, 23 f.
PCO-Syndrom 89, 119
Polyendokrinopathie 51, 63
Prolaktin 14, 31, 82, 88 f.
Psyche 55, 58, 62, 80

Rheuma 6, 39, 67 f., 78, 103

Sarkoidose 67 f.
Schlafstörungen 33 f., 58, 60, 62, 82, 98, 115
Schwangerschaft 22, 28, 42, 52, 81 f., 87 f., 90, 101, 105
Sklerodermie 51, 67
Somatostatin 14, 25

Tinnitus 58

Virusinfektion 71
Vitiligo 6, 51, 68

Wachstumshormon 56
Wochenbett 81, 87

Yoga 116

Zink 94, 102 f.
Zöliakie 51, 68, 78 f., 122

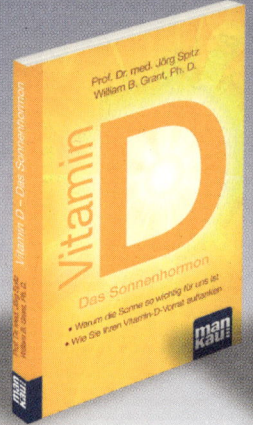
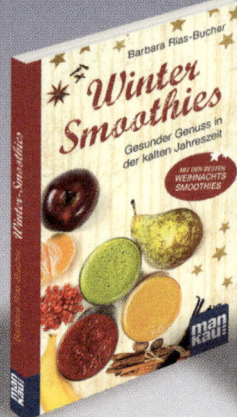
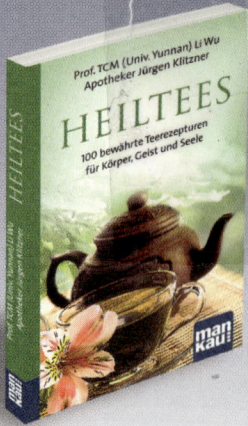
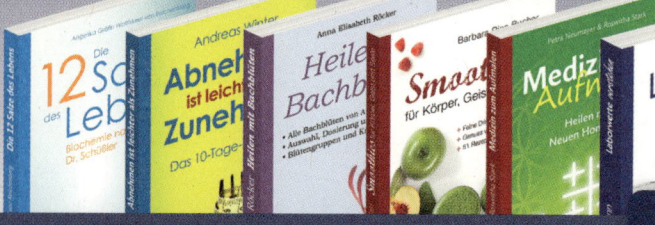
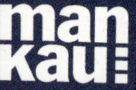